Koordinationstherapie

Wo Sport Spaß macht

Ulla Häfelinger/Violetta Schuba

Koordinationstherapie
– Propriozeptives Training

Meyer & Meyer Verlag

Koordinationstherapie – Propriozeptives Training

Bibliografische Information Der Deutschen Bibliothek
Die Deutsche Bibliothek verzeichnet diese Publikation in der Deutschen
Nationalbibliografie; detaillierte bibliografische Daten sind im Internet über
http://dnb.ddb.de abrufbar.

© 2002 by Meyer & Meyer Verlag, Aachen
2. Auflage 2004
Adelaide, Auckland, Budapest, Graz, Johannesburg, Miami,
Olten (CH), Oxford, Singapore, Toronto
Member of the World
Sportpublishers' Association (WSPA)
Druck: FINIDR, s. r. o., Český Těšín
ISBN 3-89899-001-X
E-Mail: verlag@m-m-sports.com

Inhalt

Vorwort I

Gesundheit und Bewegung sind untrennbar miteinander verbunden, ebenso wie Körper, Geist und Seele eine untrennbare Einheit darstellen.

Gesundheit ist jedoch leider keine stabile Angelegenheit, die – einmal erworben – auf gleich bleibend gutem Niveau erhalten werden kann. Täglich muss der Mensch Tausende von Krankheitserregern abwehren, sich in der Bewegung mit der jederzeit drohenden Schwerkraft auseinander setzen und sich mit sozialen oder psychologischen Problemen beschäftigen. Die von allen gewünschte und berechenbare Stabilität in sämtlichen Lebensbereichen wird durch die allgegenwärtige Instabilität geprägt, die offensichtlich die einzige Konstante in unserem Leben ist.

Konsequenterweise stellt daher die Auseinandersetzung mit der Instabilität die größte Herausforderung dar, der man sich stellen muss, sowohl im direkten als auch übertragenen Sinn. Im Sport bedeutet dies, dass Übungen auf instabilen Untergründen für eine deutliche Verbesserung der Bewegungssicherheit sorgen, denn wer sein Gleichgewicht auf wackelnden Untergründen halten kann, hat mit der Balance auf festem Boden sicher keine Probleme. Geistig-mental bedeutet die Auseinandersetzung mit Problemen und unvorhersehbaren Schwierigkeiten, dass man quasi prophylaktisch Lösungsstrategien entwickelt, die dann im Falle des Eintretens von Schwierigkeiten für eine schnellere Lösung der Probleme genutzt werden können.

Es geht also darum, sowohl die körperlichen als auch die geistig-seelischen Voraussetzungen dafür zu schaffen, das Leben besser zu bewältigen. Dies erreicht man dadurch, dass möglichst alle Sinne geschärft und geschult werden und dass es zunehmend besser gelingt, die Leistungen aller Sinnesorgane optimal zu koordinieren. Im Mittelpunkt dieses Buches stehen die Propriozeptoren, jene hoch spezialisierten Eigenwahrnehmungsorgane des Bewegungsapparats, die durch Training auf instabilen Untergründen zu deutlich verbesserten Koordinationsleistungen führen. Die so erreichbare körperliche Balance wird sich auch durch eine größere innere Ausgeglichenheit manifestieren, denn – wie bereits gesagt – Körper, Seele und Geist sind untrennbare Einheiten.

Ich wünsche allen Lesern viel Vergnügen bei der Lektüre dieses Buches und noch mehr Spaß und Erfolg bei der Durchführung der praktischen Übungen.

Otti Krempel
Dipl. Sportwissenschaftlerin, Sporttherapeutin

Vorwort II

Der Stellenwert von Bewegung und Sport ist unumstritten. Jedoch geht es neben dem Fun-Faktor immer mehr darum, effiziente Übungs- und Trainingsformen mit hohem gesundheitlichen Nutzen im ganzheitlichen Sinne in die Praxis einzubeziehen, d.h. sich der gleichwertigen Bedeutung der konditionellen und koordinativen Fähigkeiten bewusst zu sein. Das Thema *Körperwahrnehmung und Koordination* ist heute aktueller denn je, bestätigen doch zahlreiche Untersuchungen und Erfahrungen, dass gerade diese Fähigkeiten für langfristige Verhaltensänderungen eine grundlegende Bedeutung haben. Hintergrundwissen und Umsetzungsmöglichkeiten für die sportliche Praxis sind deshalb gefragt.

Das vorliegende Buch möchte Ratgeber für alle Interessierten sein und bietet dafür umfangreiche Hilfe. Ebenso bereichert es die bisher wenig vorhandene Fachliteratur. Die verständlich aufgearbeiteten Informationen vermitteln dem Leser einen guten Einblick in theoretische Aspekte. Die zahlreichen praktischen Anregungen motivieren zur Umsetzung und unterstreichen die Bedeutung des Themas *Propriozeption* für eine gesundheitsfördernde Perspektive des Trainings im Verein, Schule oder auch zu Hause.

Dr. Gudrun Paul
Projektmitarbeiterin DTB

Einleitung

Das Thema *Koordination* wurde im Bereich der Bewegungstherapie und des Sportunterrichts allgemein viele Jahre zwar mit einbezogen, doch sein Stellenwert war noch nicht so hoch angesiedelt.

Die Hauptmerkmale des allgemeinen sowie des spezifischen Trainings lagen vor allem im Aufbau des muskulären Korsetts und des Beweglichkeitstrainings. Natürlich ist ein gut gekräftigtes Muskelsystem und eine gut ausgeprägte Beweglichkeit auch weiterhin unerlässlich.
  Doch in den letzten Jahren hat man erkannt, dass im Erleben einer Bewegung und in der daraus resultierenden Körperwahrnehmung, die Chancen einer längerfristigen Verhaltensänderung liegen.

In der Therapie, im Training sowie im Alltag führen wir in unbewusster Weise oft Bewegungen aus, die automatisch über Rezeptoren die Koordination in unserem Organismus trainieren. Koordinative Fähigkeiten bilden die Grundlage jeder menschlichen Bewegung und haben, daraus resultierend, eine wichtige Bedeutung für die Ökonomie der alltäglichen Bewegungen. Man kann die Koordination auch als einen zentralen Faktor der motorischen Leistungsfähigkeit sehen und erst ihre Wirkung macht alle anderen motorischen Grundeigenschaften nutzbar.
  Je besser ein Bewegungsablauf koordinativ gesteuert werden kann, desto weniger Kraftaufwand ist zum Erreichen eines Bewegungsziels notwendig. Koordination umfasst daher alle Komponenten der Bewegungskontrolle, wodurch sich unter anderem Ermüdung und Verletzungsgefahr verringern.

Die eigene Körperwahrnehmung steht immer in Verbindung mit bereits bestehenden Wahrnehmungsmustern und basiert auf sensomotorischen Vorgängen. Auf äußere und innere Stimulation reagiert der Körper mit Haltung oder Bewegung.
  Unsere gesamten Bewegungen bestehen aus einem Wechselspiel zwischen sensorischen Reizen und motorischer Umsetzung. Ziel der Koordinationsschulung ist und bleibt die Reduzierung des Energieaufwands bei gleich bleibender oder höherer Leistungsfähigkeit während muskulärer Aktionen.

Die Propriozeption als Schulung der Tiefensensibilität in ihrem ganzen Spektrum dient der Hilfestellung zur optimalen und ökonomischen Bewegungsausführung. Sie wirkt haltungsaufbauend und muskelkräftigend und stellt bei spezifischen Krankheitsbildern die Grundlage, um körperliche Unstimmigkeiten günstig zu beeinflussen. Gut ausgeprägte koordinative Fähigkeiten bewirken durch das Erleben bei vielseitigem, variationsreichem und kreativem Üben gute Körpergefühle, Freude und neue Bewegungsqualitäten. Vor allem im Gesundheitsbereich sowie bei Kindern und Jugendlichen sollte im Verein die Koordination allgemein und die Propriozeption im Besonderen an Stellenwert gewinnen.

Dieses Buch soll Trainern und Übungsleitern helfen, den Körper als sensibles Empfindungsorgan kennen zu lernen und durch die Umsetzung des propriozeptiven Trainings im Unterricht diese Kenntnisse zu unterstützen.

Besonderen Dank richten wir an die Firma Schmidt sports für die finanzielle Unterstützung.

Herzlich danken möchten wir Frau Otti Krempel und Frau Dr. Gudrun Paul für die fachgerechten Vorworte, unserer Fotografin, Anne Schelhaas, für die ausgezeichneten Fotos und ihre nette Betreuung sowie Judith Weiß für das Korrekturlesen.

Schließlich gilt unser größter Dank unseren Familien für ihre Hilfe und Unterstützung.

Pfinztal und Gelnhausen, im Mai 2001
Ulla Häfelinger und Violetta Schuba

Noch zwei Anmerkungen zum Sprachgebrauch:
Aus Gründen der besseren Lesbarkeit wird durchgängig die männliche Anredeform benutzt, die selbstverständlich die weibliche mit einschließt. Dieses Buch wurde nach den Regeln der neuen Rechtschreibung verfasst.

TEIL I – THEORIE HINTERGRUNDINFORMATIONEN

1 Koordination

1.1 Körperbild, Körperschema, Körperwahrnehmung

Die Beziehung jedes Einzelnen zu seinem Erscheinungsbild unterteilt man in die Begriffe *Körperbild* und *Körperschema*. Die Akzeptanz und der positive Umgang mit seinem eigenen Körper trägt zum körperlichen Wohlbefinden und zu einem guten Selbstgefühl bei.

Der Begriff *Körperbild* resultiert aus der sehenden, gefühlsmäßigen und gedanklichen Vorstellung des Körpers. Das Bewusstsein der eigenen Körperlichkeit umfasst alle körperbezogenen Empfindungen und beschreibt den Erlebenszustand. Ob man seinen Körper als positiv, attraktiv, sportlich usw., oder als negativ, schwach, belastend empfindet, ist verbunden mit Konsequenzen der eigenen Akzeptanz und mit dem daraus resultierenden Verhalten.

Dagegen beinhaltet der Begriff *Körperschema* die Vorstellung der Lage des Körpers und der Körperteile zueinander. Diese Vorstellung kommt zustande über die Rückmeldung von äußeren und inneren Wahrnehmungsreizen, der so genannten *Extero-* und *Interozeptoren*. Auf diesen Reizen basiert die Wahrnehmung der gerade aktuellen Haltung und Bewegung des Körpers. Sie werden auch als *Oberflächensensibilität* und *Tiefensensibilität* bezeichnet. Jede Wahrnehmung ist außerdem an Gefühle und Empfindungen wie Freude, Ärger, Zustimmung, Ablehnung usw. gekoppelt. Das Körperbewusstsein, das durch das Zusammenspiel der aufgeführten Reize entsteht, ist für die Durchführung von koordinierten Bewegungsmustern von entscheidender Bedeutung.

Die Körperwahrnehmung basiert in starkem Maße auf einer Mischung aus Bewegungserfahrungen und Kenntnissen über den eigenen Körper. Auf Grund der Vermittlung der Sinnesorgane erhält unser Bewusstsein Informationen bezüglich der Umwelt und von den Vorgängen in unserem Körper.

Die eigene Körperwahrnehmung steht immer im Zusammenhang mit bereits bestehenden Wahrnehmungsmustern, der persönlichen Entwicklungsgeschichte und der gefühlsmäßigen Wahrnehmung. Die meisten Bewegungen erfolgen automatisiert und trotzdem liegt im Erleben einer Bewegung und der daraus resultierenden Körperwahrnehmung, die Chance einer Verhaltensänderung. Durch unbekannte, von der Gewohnheit abweichende Wahrnehmungen, wird die Aufmerksamkeit auf den Körper gelenkt und somit die Bewegungs- und Handlungsfähigkeit positiv erweitert.

Im Vordergrund steht, den Körper als ein sensibles Empfindungsorgan kennen zu lernen, seine Belastungsgrenzen wahrzunehmen, um den gewohnten Umgang mit seinem Körper zu durchbrechen, damit neue Bewegungsdimensionen geschaffen werden können. Die Körperwahrnehmung bildet somit das Fundament für ein sinnvoll aufgebautes Training.

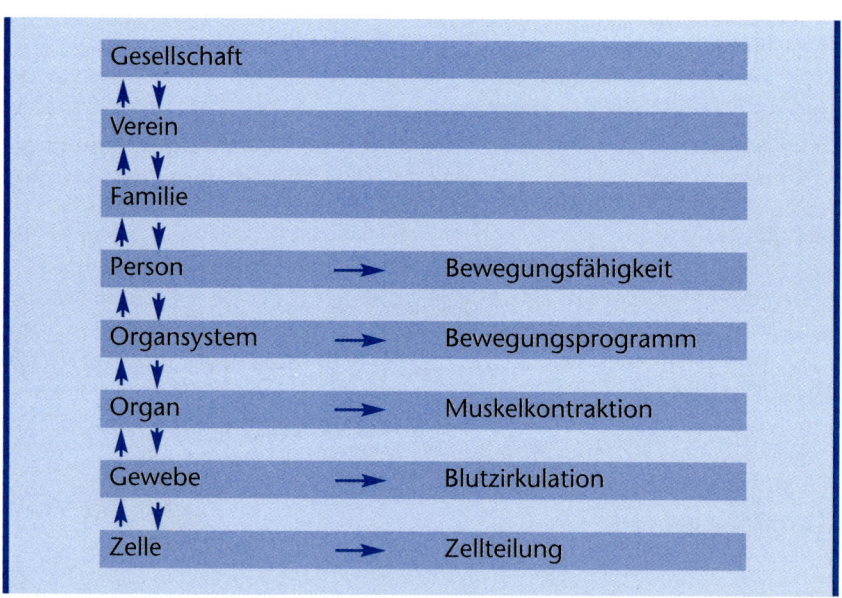

Abb. 1: Der Bewegungskreislauf im Zusammenspiel mit der Umwelt

1.2 Was bedeutet Koordination?

„Wir lernen durch Tun und tun nur, was wir gelernt haben."

Koordinative Fähigkeiten bilden die Grundlage jeder menschlichen Bewegung und sind somit für das Erlernen, Steuern und Anpassen von Bewegungen verantwortlich. Koordination ist auch als zentraler Faktor der motorischen Leistungsfähigkeit zu sehen, denn erst ihre Wirkung führt zum Nutzen aller anderen konditionellen motorischen Grundeigenschaften, wie Kraft, Ausdauer, Schnelligkeit und Beweglichkeit. Im Erreichen einer gewollten Bewegung durch eine ökonomische Bewegungsqualität liegt das Ziel. Je höher die koordinativen Fähigkeiten sind, umso ökonomischer und präziser erfolgt der Bewegungsablauf.

Das bedeutet:
* einen verminderten Energieaufwand,
* einen verminderten Krafteinsatz,
* und eine geringere Ermüdbarkeit.

Koordination ist also das Zusammenwirken von Zentralnervensystem als Steuerungsorgan und der Skelettmuskulatur als Ausführungsorgan innerhalb eines gezielten Bewegungsablaufs. Sie beinhaltet damit alle Prozesse der Bewegungskontrolle.

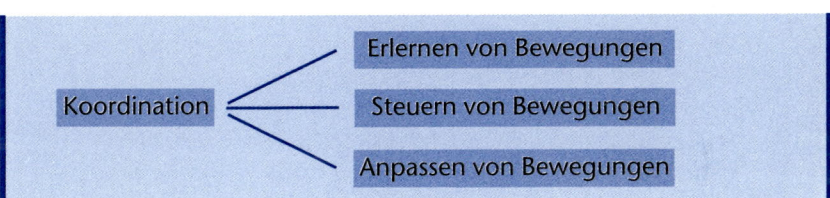

Abb. 2: Koordination

Allgemein betrachtet, unterscheidet man zwischen der *intramuskulären* und der *intermuskulären Koordination*.

Intramuskuläre Koordination

Von der intramuskulären Koordination spricht man, wenn es sich um die Kraftentfaltung innerhalb eines Muskels handelt. Diese Kraftentfaltung wird gesteuert über die die Muskelfaser aktivierenden Nervenimpulse, – *Frequenzierung* – und gleichzeitig über die Anzahl der aktivierten motorischen Einheiten eines Muskels, – *Rekrutierung*.

Je mehr motorische Einheiten eines Muskels aktiviert werden, desto größer ist die Abstufung der Kontraktion. Das bedeutet, je besser die intramuskuläre Koordinationsfähigkeit ausgeprägt ist, umso mehr Kraft wird innerhalb eines Muskels entwickelt.

Intermuskuläre Koordination

Von der intermuskulären Koordination spricht man, wenn es sich um die Abstimmung der Aktivität zwischen Agonisten und Antagonisten innerhalb eines Bewegungsablaufs handelt. Dabei geht es einerseits um die Abstimmung Agonist-Antagonist und andererseits um die dosierte Aktivität mehrerer, synergistisch arbeitender Muskeln.

Eine gut ausgeprägte intermuskuläre Koordination verbraucht weniger Energie und vergrößert die Leistungsfähigkeit. Die Bewegungsausführung wird präziser, flüssiger und harmonischer.

Das Zentralnervensystem benötigt zum Erreichen von koordinativen Bewegungsabläufen Informationen aus dem Bewegungsapparat. Diese Informationen ermöglicht ein so genanntes *Fühler* – oder *Rezeptorensystem*, das über den ganzen Körper verteilt ist.

Die wichtigsten Fühlersysteme:

- Optisches System – Stellung des Kopfs im Raum.
- Vestibularapparat – Gleichgewichtsorgan im Innenohr – Kopfdrehbewegungen.
- Gehör – akustische Zuordnung.
- Muskelspindeln – registrieren die Muskellänge.
- Sehnenorgane – registrieren die Spannung der Sehnen.
- Gelenkrezeptoren – registrieren die Stellung der Gelenke.
- Hautrezeptoren – registrieren Berührung und Druck.

Diese Informationen werden im Zentralnervensystem unterschiedlich bearbeitet. Auf Rückenmarksebene werden die Meldungen aus der Peripherie meist über vorgegebene Reflexmuster beantwortet.

Im Gehirn werden erlernte und gespeicherte Bewegungsabläufe abgerufen. Vor allem versetzen die Muskelspindeln den Körper in die Lage, über Reflexbögen schnell auf äußere Bewegungsreize zu reagieren, ist bei plötzlichem Richtungswechsel, bei Unebenheiten innerhalb eines Bewegungsablaufs eine schnelle Reaktion doch unerlässlich.

Das Training und die Verbesserung der koordinativen Fähigkeiten besitzt einen hohen Stellenwert, da sie auf alle Bereiche der Motorik einwirkt und die Wahrnehmung, die Entscheidung und die Ausführung mit einbezieht.

Das Fundament der koordinativen Fähigkeiten beruht auf folgenden Komponenten:
- Orientierungsfähigkeit
- Reaktionsfähigkeit
- Differenzierungsfähigkeit
- Kopplungsfähigkeit
- Rhythmisierungsfähigkeit
- Gleichgewichtsfähigkeit
- Antizipationsfähigkeit
- Umstellungsfähigkeit

Orientierungsfähigkeit

Sie beinhaltet die Fähigkeit sich, im freien Raum zielorientiert zu bewegen und bei willkürlichen und unwillkürlichen Bewegungen die Orientierung zu behalten, bezogen auf Raum und Zeit.

In gewohnter und fremder Umgebung, besonders bei Dunkelheit, sowie bei vielen Spiel- und Sportarten mit ständigem Positionswechsel ist ein räumliches und zeitliches Zurechtfinden an eine gute Orientierungsfähigkeit gekoppelt.
   Die Mechanismen, die zur Qualitätssicherung der Orientierung benötigt werden, sind vor allem die Leistungen des optischen, akustischen und kinästhetischen Sinns.

Reaktionsfähigkeit

Sie umfasst schnelles, zweckgerichtetes Handeln auf Reize, oder ständig wechselnde Anforderungen.

Zu einer schnellen, der Situation angepassten Reaktionsfähigkeit kann es nur dann kommen, wenn zwischen Reizaufnahme, Reizverarbeitung und Tonusänderung der Muskulatur die Geschwindigkeiten sehr gering sind. Dabei spielen die Analysatoren Auge, Ohr, Haut eine wichtige Rolle und die daraus resultierende schnelle motorische Umsetzung.

Ob es sich um das schnelle Auffangen eines herunterfallenden Gegenstands handelt oder um das flinke Reagieren im Straßenverkehr, es geht immer um die rasche Auswertung eines einströmenden Reizes.

Differenzierungsfähigkeit

Mit ihr ist die Fähigkeit gemeint, einen Bewegungsablauf sicher, genau und ökonomisch durchzuführen, in Bezug auf die Lage und Bewegungsrichtung der Körperteile zueinander und zu ihrer Umwelt. Dabei spielt die Dosierung des Krafteinsatzes eine wesentliche Rolle.

Das Hantieren mit kleinen, großen, leichten, schweren Gegenständen sowie der adäquate Krafteinsatz ist genauso gemeint wie die richtige Einschätzung von Höhen, Tiefen, Entfernungen und Geschwindigkeiten. Vor allem die Propriozeptoren an Muskeln, Gelenken, Sehnen und Bändern geben die Stellungsänderungen des Körpers an das Zentralnervensystem weiter, um nach der Reizverarbeitung eine präzisierte Bewegung mit angemessenem Krafteinsatz zu ermöglichen. Durch die Vermeidung eines zu hohen oder zu niedrigen Krafteinsatzes erreicht man die Ökonomisierung von Kraftleistungen.

Kopplungsfähigkeit

Sie beinhaltet die Fähigkeit der Koordination von Einzelbewegungen oder Teilkörperbewegungen zur Gesamtbewegung in Bezugnahme auf ein bestimmtes Handlungsziel.

Die Kopplung von Bewegungen wird immer schwieriger, je mehr Teilkörperbewegungen zu einer Gesamtbewegung aufeinander abgestimmt werden sollen. Je flüssiger, harmonischer und rhythmischer eine Bewegungsfolge ausgeprägt ist – z.B. die Anforderungen bei Gymnastik, Aerobic, Tanz usw. und der damit verbundene ökonomische Krafteinsatz – umso mehr zeichnet sie sich durch eine gute Kopplungsfähigkeit aus. Das Mehrfachhandeln in Alltagssituationen, z.B. das Anziehen von Handschuhen während des Gehens, basiert auf Kopplungen von Bewegungen, die im Alter sichtbar nachlassen und immer wieder geübt werden müssen.

Rhythmisierungsfähigkeit
Sie schließt die Fähigkeiten, einen Bewegungsablauf in einem entsprechenden Rhythmus durchzuführen, ein. Das bedeutet, einen Bewegungsablauf zeitlich-rhythmisch zu gliedern.

Im Alltag und Sport ist eine gute Rhythmisierung von Bewegungen sowie die Abstimmung von Bewegungs- und Atemrhythmus die Voraussetzung, um eine fortlaufende Anspannung und Entspannung der Muskulatur zu erreichen, um damit die Ermüdungsgrenze hinauszuschieben. Vergleicht man eine Wanderung mit gleichmäßigem Bewegungsrhythmus mit einem Stadtbummel, ermüdet der Stadtbummel, bedingt durch die arhythmische Bewegung, schneller.

Gleichgewichtsfähigkeit
Sie umfasst die Fähigkeit, den Körper im Gleichgewicht zu halten oder das Gleichgewicht wiederherzustellen, als Leistung auf Störungen der Schwerkraftlinie mehr oder weniger schnell adäquat zu reagieren.

Eine gute Gleichgewichtsfähigkeit erleichtert die Bewegungskontrolle und vermindert das Sturzrisiko. Das dynamische Gleichgewicht ist vor allem vom Vestibularorgan im Innenohr abhängig, da es die Bewegungen des Kopfs registriert.

Antizipationsfähigkeit
Antizipationsfähigkeit ist das Vermögen, künftige Situationen zu erahnen, sich im Voraus darauf einzustellen und dadurch veränderte Bewegungsabläufe geistig vorwegzunehmen.

Das bedeutet die rechtzeitige Analysierung einer Situationsveränderung, um darauf mit einem entsprechenden Bewegungs- und Handlungsmuster zu reagieren.

Umstellungsfähigkeit

Damit ist die Fähigkeit gemeint, sich auf Situationsveränderungen durch Handlungen sicher und schnell anzupassen, oder die Handlungen dementsprechend zu verändern.

Alle Situationen, die uns aus gewohnten Handlungsweisen zu Veränderungen zwingen, fordern die Fähigkeit zur Umstellung, z.B. der tägliche Weg zur Arbeit wird verändert durch eine Baustelle, oder der Umzug in eine andere Stadt erfordert eine Umstellung auf neue Gegebenheiten und Umgebungen.

Bei Sportspielen kann es z.B. durch den Spielverlauf zur plötzlichen Umstellung der Spielpositionen kommen. Eine gute Umstellungsfähigkeit ist dann vorhanden, wenn man sich schnell, sicher und gut auf veränderte, wechselnde oder auch neuartige Situationen einstellen kann.

Eine optimale Koordinationsentwicklung hängt ab vom:

- mentalen Training – Bewegungsvorstellung entwickeln durch Erklären und Demonstrieren der Bewegung.
- Verarbeiten der eigenen Erfahrung.
- Ausschalten überflüssiger Mitbewegungen anderer Muskelgruppen.
- Automatisieren stereotyper Bewegungsmuster.

Man geht davon aus, dass die Entwicklung der koordinativen Systeme bis zum 13. Lebensjahr abgeschlossen ist. Das bedeutet, dass sich die Qualität der Koordination zwischen dem 6.-12. Lebensjahr umso mehr entwickelt, je größer die gestellten Anforderungen sind.

Mit zunehmendem Alter nimmt die organische Bereitschaft zum Erlernen neuer koordinativer Aufgaben ab. Dies bedeutet aber nicht, dass für ältere Menschen keine koordinative Schulung mehr möglich ist, die Erwartungen müssen entsprechend niedriger angesetzt werden.

Je mehr die koordinativen Fähigkeiten im Kindesalter geschult werden, je mehr sie im Verlauf eines Lebens immer wieder trainiert werden, umso höher sind sie im Alter. Dies führt zu mehr Selbstbewusstsein, Selbstsicherheit, einer besseren Anpassung an Situationen, zur Erhöhung der konzentrativen sowie der körperlichen Leistungsfähigkeit und dadurch zu mehr Beweglichkeit und Lebensfreude.

1.3 Koordination und Aktivitäten des täglichen Lebens

Jeder Mensch benötigt für die Anforderungen des täglichen Lebens koordinative Fähigkeiten zur motorischen Umsetzung von Handlungen.

Eine gute Koordination basiert auf der Aufnahme und der schnellen Verarbeitung von äußeren Reizen im Zusammenspiel mit der ausführenden Muskulatur. Das übergeordnete Ziel der Koordinationsschulung im Allgemeinen und der Schulung der Propriozeption im Besonderen liegt im Hinblick auf die Aktivitäten des täglichen Lebens auf:

- der Optimierung von Haltungs- und Bewegungsabläufen.
- der Verbesserung der Bewegungsökonomie.
- der Bewegungssicherung für die Aktivitäten des täglichen Lebens.
- der Verbesserung der Selbstsicherheit, des Selbstbewusstseins und des Wohlbefindens.

Ob unsere Koordination gestört wirkt und zu viel Energie verbraucht, hängt von unseren Wahrnehmungen und den daraus folgenden körperlichen Reaktionen ab. Somit ist sie auch verbunden mit dem gedanklichen, psychologischen und physiologischen Bereich jedes Einzelnen. Charakteristisches Merkmal koordinativer Fähigkeiten ist die jeweils spezifische Einheit von Wahrnehmung und motorischer Realisierung.

Aus der Rückenschule wissen wir, dass z.B. das rückengerechte Bücken ungefähr 200-mal absolviert werden muss, bis es sich als Automatismus festsetzt und ohne darüber nachzudenken, abgerufen werden kann. Wenn Sie an Ihre Fahrstunden zurückdenken, fällt Ihnen sicher ein, wie schwierig es war, das Kuppeln, Gasgeben, Bremsen und Lenken des Autos mit gut aufeinander abgestimmten Bewegungen zu koordinieren. Nach dem Erlernen und Üben sind Sie in der Lage, beim Autofahren Radio zu hören, Gespräche zu führen, da inzwischen alle Bewegungen komplett automatisiert sind und zur Verfügung gestellt werden.

Die Automatisierung von Bewegungen, ein Prozess des Bewegungslernens, stellt die Grundlage für die Bewältigung vieler komplexer Anforderungen dar. Doch muss man bedenken, dass fehlerhaft und uneffizient automatisierte Bewegungsmuster auf Dauer gesundheitsschädigend sind und deshalb verändert werden müssen.

Wenn wir unseren Alltag betrachten, mit den vielfältigen Aufgaben, die an uns gestellt werden, ob zu Hause, im Beruf oder in der Freizeit, wird die Wichtigkeit der Koordination verständlich.

Für Jung und Alt beinhaltet die Teilnahme am Straßenverkehr jeden Tag eine koordinative Herausforderung, ob als Autofahrer, Radfahrer oder Fußgänger. Die Risiken, die diese Situation in sich birgt, z.B. beim Überqueren von Kreuzungen und Straßen, das Einsteigen in öffentliche Verkehrsmittel, das Zurechtfinden in unbekannter Umgebung, werden geringer, wenn Reaktionsfähigkeit, Antizipationsfähigkeit, Kopplungsfähigkeit, Orientierungsfähigkeit und Rhythmisierungsfähigkeit vorhanden sind.

Das Mehrfachhandeln schließt die Kombination von verschiedenen Teilbewegungen mit ein. Wenn man z.B. spazieren geht, es zu regnen anfängt und man sich als Reaktion darauf gleichzeitig die Jacke zumacht, den Regenschirm aufspannt und zusätzlich den Gang beschleunigt. Die Aktionen des Mehrfachhandelns begleiten uns den ganzen Tag.

Die Gleichgewichtsfähigkeit im Besonderen, die uns immer wieder ins Lot bringt, bewirkt bei der Schulung gleichzeitig die Verbesserung der intra- und intermuskulären Koordination. Schon allein das An- und Ausziehen im Stehen trainiert gleichzeitig die Propriozeption, die Gleichgewichtsfähigkeit. Sie ist unabdingbar bei jeder aktiven Handlung, ob wir uns auf unterschiedlichem Untergrund bewegen, beim Treppensteigen, beim Halten und Tragen von Gegenständen, um nur ein paar Beispiele aufzuzeigen.

Um sich seine Lebensqualität zu erhalten und auch bei der Erschließung neuer Lebensbereiche ist die Schulung, Förderung und Erhaltung aller koordinativen Fähigkeiten notwendig.

Eine Bewegungsharmonie, die unter anderem weniger Krafteinsatz erfordert, kommt dann zustande, wenn die Merkmale wie:
- Bewegungsrhythmus
- Bewegungskopplung
- Bewegungsumfang
- Bewegungstempo
- Bewegungsstärke
- Bewegungspräzision
- Bewegungsfluss

    in einem ausgewogenen Verhältnis zueinander stehen.

Auch die Fähigkeiten zur präzisen Bewegungsregulation, zur Koordination unter Zeitdruck sowie die Fähigkeit zur situationsadäquaten motorischen Umstellung und Anpassung stehen im Vordergrund. Die Koordination beschreibt das Vermögen, in den verschiedensten Situationen sicher und ökonomisch zu reagieren, ohne dabei die Gelenkstabilität und Körperbalance zu verlieren und somit ist sie unabdingbar für die Aktivitäten des täglichen Lebens.

1.4 Was bedeutet Propriozeption?

Bei der Propriozeption handelt es sich um einen Teilaspekt im Bereich der Koordination. Sie umfasst die Gleichgewichtsfähigkeit sowie die Anpassungs- und Reaktionsfähigkeit. Auch als *Tiefensensibilität* bezeichnet, dient die Propriozeption der Orientierung des Körpers im Raum durch Wahrnehmungen über Stellung und Bewegung unserer Gelenke.

Das Gelenk, als mechanische Grundeinheit des Bewegungsapparats, muss:
• sowohl mithilfe der Stützmotorik eine bestimmte Stellung halten,
• als auch mithilfe der Zielmotorik über die Fähigkeit zu Haltungs- und Stellungsänderungen verfügen.

Wenn wir keiner Beschleunigungskraft ausgesetzt sind, dann befindet sich der aufgerichtete Körper im Lot.

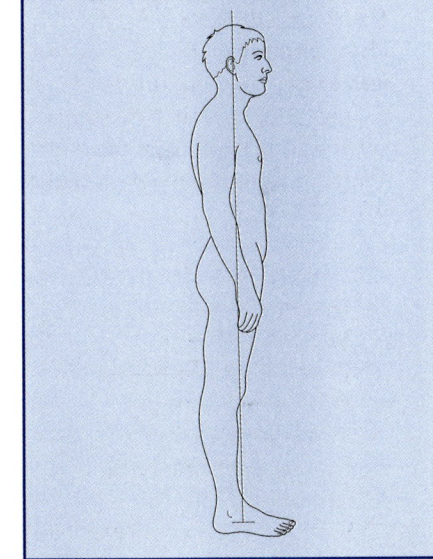

Abb. 3: Normale Körperposition (Lotposition)

Um diesen Zustand zu erreichen, müssen alle auf ihn einwirkenden Kräfte durch Gegenkräfte aufgehoben werden. Maßgebend für die Standfestigkeit eines Körpers ist die Lage des Schwerpunktlots in Bezug auf die Unterstützungsfläche. Die Lotlinie verläuft beim aufrechten Stand durch Schulter-, Knie- und Sprunggelenk und fällt in die Mitte der Unterstützungsfläche. Je weiter wir uns aus der Lotposition herausbewegen, umso größer wird dann die notwendige Muskelkraft, die uns wieder ins Lot bringt.

Im Normalzustand will und muss sich der Mensch bewegen. Dazu bedarf es verschiedener Regelkreise, die zunächst den Istzustand des Gelenks und der dazugehörigen Muskulatur durch Rezeptoren an ein Regelzentrum, – Spinaletage des Rückenmarks – melden. Dort werden die gemeldeten Istwerte mit den vorgegebenen Sollwerten des Zentralnervensystems für Stellung und Bewegung verglichen und nach entsprechender Korrektur an das Gelenk und die Muskulatur zurückgemeldet, von wo der korrigierte Zustand erneut als Istwert zur Zentrale gemeldet wird. Auf diese Weise können Veränderungen im Bewegungsapparat, die durch von außen kommende Störeinflüsse verursacht werden und dadurch die Funktion des Gelenks negativ beeinflussen, reflektorisch korrigiert werden. Die funktionellen Sollwerte für die Funktionseinheit Gelenk/Muskel werden durch die erworbenen und angeborenen Bewegungsmuster vorgegeben.

Somit besteht die Steuerung des Bewegungsapparats aus einer Kombination aus:
- zentraler Programmsteuerung und
- peripherer Reflexsteuerung,
die eine Anpassung der Grundbewegungsmuster an aktuelle Erfordernisse ermöglicht.

Die Rezeptoren der Propriozeption liegen in den Muskeln, Gelenken, Sehnen und Bändern.

Unser aufrechter Gang beruht auf einem aktiven Zusammenspiel von Bewegungs- und Lagesinn. Die notwendigen Informationen stammen vor allem aus dem Vestibularorgan – Gleichgewichtsorgan – im Innenohr. Zusätzlich werden sie aus dem visuellen und dem propriozeptiven System ergänzt. Wenn wir z.B. ins Stolpern kommen, spielt die Zusammenarbeit des Vestibularorgans mit den Propriozeptoren eine wichtige Rolle. Bevor die Situation in unser Bewusstsein dringt, hat bereits eine motorische Gegenreaktion stattgefunden, die einen Sturz verhindert, da sich im Innenohr so genannte *Beschleunigungsrezeptoren* befinden.

Pro Sekunde werden Tausende von Informationen von unseren Sinnesorganen aufgenommen, die aber nicht alle bewusst registriert werden. Gleichbleibend starke werden Reize von den meisten Rezeptoren nach einer gewissen Zeit nicht mehr registriert, als Schutz vor einer *Reizüberflutung*. Jede Änderung wird jedoch neu registriert.

Die Bewegungskontrolle erfolgt durch ein Wechselspiel von anregenden und hemmenden Impulsen an die Muskulatur aus dem Zentralnervensystem.

Zusammengefasst bildet die Propriozeption die Grundlage der motorischen Kontrolle im Allgemeinen und der reaktiven Stabilisationsfähigkeit im Speziellen.

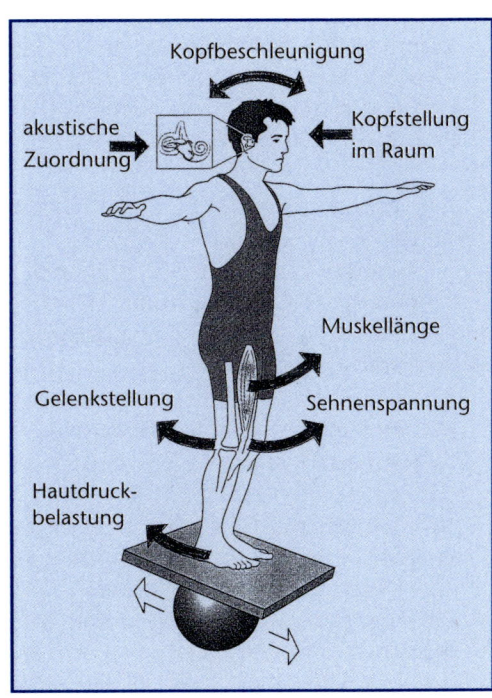

Abb. 4: Die Propriozeption mit ihren Füllersystemen

Eine propriozeptive Schulung zielt damit insbesondere auf:
- eine Verbesserung der Tiefensensibilität,
- reflektorische Muskelaktivität mithilfe von passivem und aktivem Bewegen,
- die Wahrnehmung,
- die Wiederherstellung und Stabilisierung von Gelenkstellungen ab.

Es bezieht sich somit auf Teilaspekte der Gesamtkoordination.

Ein Koordinationstraining im weiteren Sinne umfasst dagegen alle Ebenen der Motorik, also neben der Tiefensensibilität und reflektorischen Stabilisationsfähigkeit auch die bewusste Ausführung komplexer Bewegungsmuster.

2 Propriozeption

2.1 Rezeptoren des menschlichen Körpers

Die Vielzahl der Umwelteinflüsse, die unseren Organismus treffen, beeinflussen unsere Sinnesorgane. Sie werden als *Sinnesreize* bezeichnet.

Wie funktioniert die Informationsübertragung in unserem Körper? Die Informationsquelle besteht aus den Umweltreizen, z.B. Sonnenlicht, Sender sind die Rezeptoren (Sensoren) eines Sinnesorgans, Übertragungskanal sind die Nervenfasern, Empfänger die zentralnervösen Neurone, der Verbraucher ist das Zentralnervensystem (ZNS). Die messbaren Parameter von Reizen, wie z.B. die Wellenlänge von Lichtreizen, sind Nachrichten.

Die Reizstärke wird kodiert, sinnvoll und eindeutig ausgewertet, z.B. Temperaturrezeptoren geben ihre Meldung zum Temperaturregler im Hypothalamus. Ist die Reizübertragung schwach, antwortet der Rezeptor mit keinem oder einem Impuls. Ist die Reizintensität größer, kann es zum Dauerreiz kommen (z.B. lang anhaltender Schmerz).

Sinneseindrücke sind die Elemente der Empfindung. Wir ordnen sie in Erfahrenes und Erlerntes, aus der Empfindung wird eine Wahrnehmung. Die Wahrnehmungen sind erfahrungsgeprägt. Zum Beispiel den Satz: „Am Himmel stehen Wolken", interpretiert ein Kinderbuchillustrator als Schäfchenwolken, ein Meteorologe dagegen sieht Stratokumuliwolken. Wahrnehmungen werden auch von psychischen Faktoren beeinflusst und erscheinen uns als etwas völlig anderes als die Rezeptorpotenziale, die sie elektromagnetisch registrieren.

Die einfachste Klassifizierung der Sinnesorgane unseres Organismus, in eher physiologischer Betrachtung, lässt sich in drei große Gruppen vornehmen: die *Exterozeptoren*, *Propriozeptoren* und *Enterozeptoren*.

Exterozeptoren sind Sinnesfühler, die der Aufnahme von Reizen aus der Außenwelt dienen und die die Körperoberfläche treffen.

Als **Propriozeptoren** (verschiedene Arten von empfindlichen Mechanorezeptoren, Sensoren der Motorik) bezeichnet man diejenigen Sinnesfühler, die uns Informationen über die Muskellänge, Sehnendehnung (GOLGI-Sehnen-Organ), Gelenkstellung und andere Parameter der Lage und Bewegung unseres Körpers liefern. Das Vestibularorgan als Gleichgewichtsorgan im Innenohr wird auch dieser Gruppe zugeordnet.

Enterozeptoren (auch *Interozeptoren* oder *Viszerozeptoren* genannt) sind Fühler, die uns Sinnesinformationen aus dem Bereich der inneren Organe vermitteln und im Körper selbst entstehen.

Rezeptoren können nach verschiedenen Gesichtspunkten unterteilt werden. Eine genaue Klassifizierung von Sinnesorganen ist aufgrund der unterschiedlichen Lokalisationen und Funktionen schwierig. Die oben dargestellte Einteilung ist die einfachste.

Es gibt aber auch eine mehr spezifische Einteilung von Rezeptoren, die sich nach der Funktion, nach der Art des Reizes richtet, auf den der jeweilige Rezeptor spezialisiert ist, z.B. *Mechanorezeptoren*, denen auch die Propriozeptoren angehören (z.B. Druck-, Berührungs- oder Vibrationsrezeptoren), *Chemorezeptoren* (z.B. Geschmacks- und Geruchsrezeptoren oder Rezeptoren zur Messung von Kohlendioxid), *Thermorezeptoren* (z.B. Warm- und Kaltrezeptoren), *Nozizeptoren* (mechano- und thermosensitive Schmerzrezeptoren) und viele andere.

2.2 Propriozeptoren – Vorkommen, Aufbau und Funktion

Erst in den letzten Jahren rückte die Bedeutung der Gelenkrezeptoren und der sie tragenden Strukturen in den Blickpunkt des wissenschaftlichen Interesses. Die Afferenzen von 1. Muskelspindeln, 2. Sehnenspindeln, 3. der Gelenksensoren und 4. Sensoren der Haut liefern Informationen über Stellung und Bewegung des Gelenks. Sie bilden somit die sensorische Rückmeldung des Gelenks.

Hinzu kommen Informationen von den Augen und aus dem vestibulären System. Diese Informationen bilden die Grundlage für sinnvolle und koordinierte Bewegungen der Gelenke.

Die Gelenke werden durch die aktiven Strukturen – die Muskulatur, in Aktion gesetzt.

Muskelspindeln

Jeder Muskel enthält Dehnungsrezeptoren, die aufgrund ihrer Form als *Muskelspindeln* bezeichnet werden. Es handelt sich hierbei um 2-7 mm große Gebilde, die aus dünnen, quer gestreiften Muskelfasern bestehen und von einer bindegewebigen Kapsel umgeben sind. Die Muskelspindeln sind kürzer und dünner als die gewöhnlichen Muskelfasern und werden als *intrafusale Muskelfasern* bezeichnet. Die eigentliche Arbeitsmuskulatur, die den Großteil des Muskels ausmacht und in ihrer Länge von einigen Millimetern bis zu vielen Zentimetern schwankt, wird als *extrafusale Muskelfaser* bezeichnet. Die Muskelspindeln liegen innerhalb der extrafusalen Muskulatur, setzen an beiden Enden über 0,5-1 mm lange, sehnenartige Bindegewebezüge an den bindegewebigen Hüllen (Perimysium) extrafusaler Faserbündel an. Ihre Anzahl variiert je nach Muskel.

Im M. latissimus dorsi (breitester Rückenmuskel) wurden 368 Muskelspindeln, aber nur 1,4 pro g Muskelgewicht gezählt, im M. abductor pollicis brevis (kurzer Daumenabspreizer) dagegen insgesamt 80, jedoch 29,3 pro g Muskelgewicht. Aufgrund der Anordnung der Kerne der intrafusalen Muskulatur werden *Kernkettenfasern* und *Kernsackfasern* unterschieden. Sie haben verschiedene Aufgaben zu erfüllen. Die Kernsackfasern haben die Aufgabe, als Fühler dynamische Änderungen anzuzeigen, während Kernkettenfasern als Fühler auf statische Veränderungen ansprechen.

Afferente Innervation

Die sensible Innervation des Dehnungsrezeptors Muskelspindel wird durch afferente Nervenfasern geleistet, die sich mehrmals um das Zentrum der intrafusalen Muskelfasern herumschlingen. Die afferente Information erfolgt über markhaltige Ia-Nervenfasern. In jeder Spindel dient immer nur eine Ia-Faser zur Versorgung der Endigungen. Viele, wenn nicht alle Muskelspindeln besitzen eine zweite sensible Innervation. Ihre afferenten Fasern sind ebenfalls dehnungsempfindlich, aber dünner und werden *sekundäre Muskelspindelendigungen* oder *Gruppe-II-Fasern* genannt.

Efferente Innervation

Außer der sensiblen Innervation besitzen die intrafusalen genau wie die extrafusalen Muskelfasern eine motorische Innervation. Die motorische Innervation erfolgt über Gamma-Motoneurone, die an den peripheren Enden der Spindeln, meist in den lateralen Dritteln der Muskelfasern, liegen.

Zusammenfassend lässt sich festhalten, dass die Muskelspindeln als „Mechanosensor der Muskulatur" die Aufgabe haben, Informationen über Muskellänge und Muskellängenänderung zu vermitteln. Sie können direkt oder über Interneurone die Motoneurone der antagonostischen Muskulatur beeinflussen.

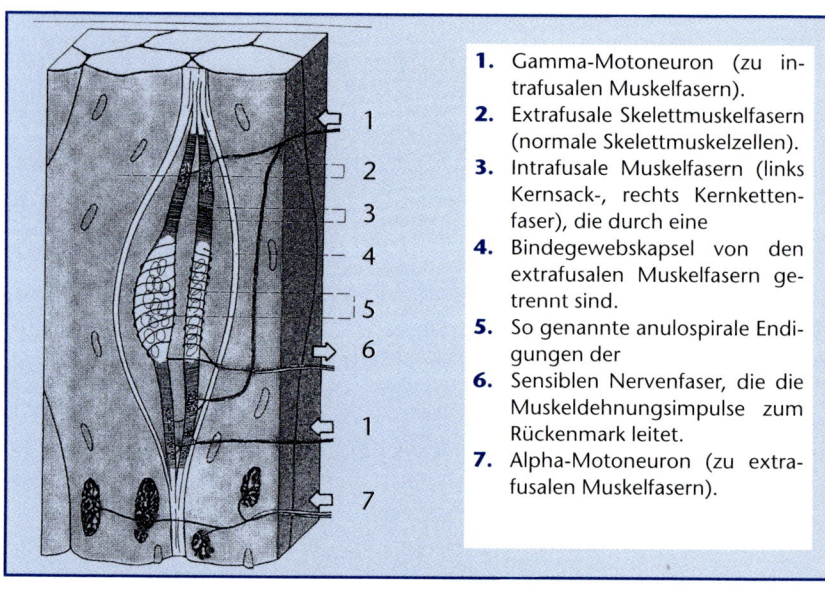

1. Gamma-Motoneuron (zu intrafusalen Muskelfasern).
2. Extrafusale Skelettmuskelfasern (normale Skelettmuskelzellen).
3. Intrafusale Muskelfasern (links Kernsack-, rechts Kernkettenfaser), die durch eine
4. Bindegewebskapsel von den extrafusalen Muskelfasern getrennt sind.
5. So genannte anulospirale Endigungen der
6. Sensiblen Nervenfaser, die die Muskeldehnungsimpulse zum Rückenmark leitet.
7. Alpha-Motoneuron (zu extrafusalen Muskelfasern).

Abb. 5: Die Muskelspindel (TREPEL, M., Neuroanatomie – Struktur und Funktion, 2. Aufl., Urban & Fischer Verlag, München u.a. 1999, S. 315)

Sehnenspindel (GOLGI-Sehnenorgane)

Die Sehnenspindel als zweiter muskeleigener, propriozeptiver Sensor liegt im muskelnahen Ende der Sehne. Die Sehnenspindeln ergänzen dadurch das Kontrollsystem der Muskulatur. In der Sehnenspindel wird eine Gruppe von Kollagenfäserchen (5-25) von knäulenförmigen (doldenförmigen) dendritischen Enden eines afferenten Axons umgeben und durchdrungen. Eine Bindegewebskapsel hüllt die Sehnenspindel ein. Es handelt sich um empfindliche Spannungsmesser, die langsam an mechanische Reize adaptieren und schon mit geringen Spannungen auslösbar sind. Die afferenten Nervenfasern werden als *Ib-Fasern* bezeichnet. Diese teilen sich nach Eintritt in die Kapsel in dünnere Äste auf und enden reich verzweigt zwischen den Sehnenfaszikeln.

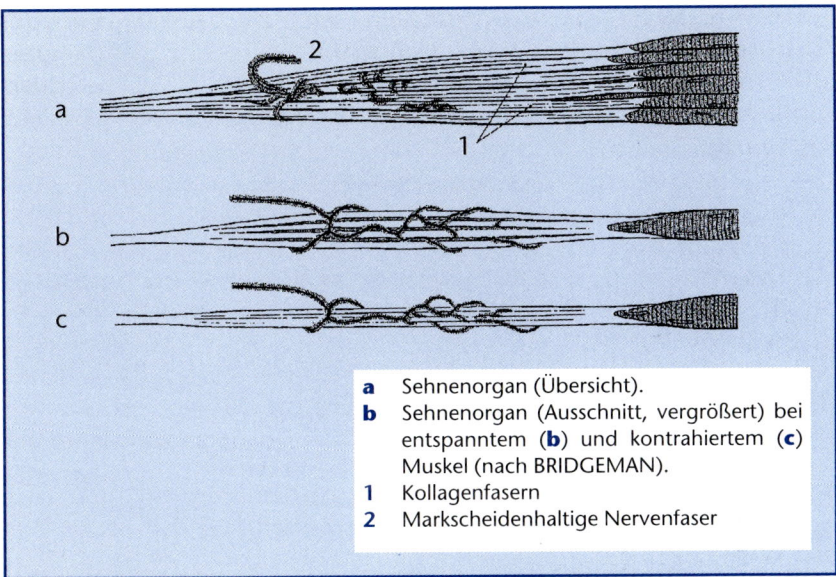

a Sehnenorgan (Übersicht).
b Sehnenorgan (Ausschnitt, vergrößert) bei entspanntem (b) und kontrahiertem (c) Muskel (nach BRIDGEMAN).
1 Kollagenfasern
2 Markscheidenhaltige Nervenfaser

Abb. 6: GOLGI-Sehnenorgane (modifiziert aus RAUBER/KOPSCH, Band III, 1987, S. 521)

Die Ib-Fasern wirken infolge einer starken isometrischen Kontraktion oder einer massiven Nozizeption hemmend auf die Vorderhornzelle des eigenen Muskels, um die Spannung herabzusetzen und erregend auf antagonistische Motoneurone zu wirken. Umgekehrt kann ein abnehmender Muskeltonus über verminderte Hemmungsimpulse der GOLGI-Rezeptoren auch eine Aktivierung des Muskels bewirken. Sie halten dadurch die Spannung des Muskels konstant.

Während die Sehnenspindel als Spannungskontrollsystem dient, wird die Muskelspindel als Längenkontrollsystem verstanden. Beides konstant zu halten, ist oft nicht möglich, so daß beide Systeme in bestimmten Situationen antagonistisch wirken. Um diesen Konflikt zu überwinden, wurde der Begriff der Muskelsteifheit, das Verhältnis der Spannungsänderung zur Längenänderung, eingeführt. Die Muskelsteifheit ist ein wesentlicher Parameter für die Stabilität eines Gelenkes" (aus: ZICHNER/ENGELHARDT/FREIWALD 1994, 44).

Die Komplexität der Bewegungsabläufe ist viel komplizierter als die bisher besprochenen Reflexe. Auf- und absteigende intersegmentale Reflexbögen, Interneurone des Rückenmarks sowie das supraspinale System dienen der Koordination von Bewegungen. „Der Hirnstamm gilt als verantwortlich für die Halte- und Stützmotorik, das Kleinhirn dient der Koordination der Bewegungen, die Basalganglien und der Thalamus sind für das Bewegungsprogramm verantwortlich und der Motorkortex für die Umsetzung des Bewegungsentwurfes. (...) Es sei jedoch daran erinnert, daß viele Bewegungen unbewußt ablaufen und auch psychische Einflüsse Bewegungsabläufe modifizieren" (aus: ZICHNER/ENGELHARDT/FREIWALD 1994, 44).

Hautrezeptoren

Die Hautdecke bildet die äußere Körperoberfläche. Sie setzt sich aus Haut und Unterhaut zusammen. Die Haut besteht ihrerseits aus der Ober- und Lederhaut. Die meisten Hautsinnesorgane liegen an der Grenze zwischen Ober- und Lederhaut.

Die Hautdecke wird von afferenten, sensiblen Nervenfasern und zugehörigen Rezeptoren sowie von efferenten, vegetativen Nervenfasern versorgt. Die sensiblen Nervenfasern leiten zahlreiche unterschiedliche Sinnesempfindungen wie Druck, Berührung, Wärme, Kälte, Schmerz, Vibration, Jucken, aus der Hautdecke nahezu aller Regionen. Sie bilden einerseits ein Warnsystem zum Schutz des Körpers und stehen andererseits im Dienste wichtiger Regulationsvorgänge, z.B. der Wärmeregulation. Die Formenmannigfaltigkeit der Hautsinnesorgane ist sehr groß. Unterschieden werden zwei Grundformen: eingekapselte *Nervenendkörperchen* und nichteingekapselte, so genannte *freie Nervenendigungen*. Es gibt auch eine zweckmäßige Unterteilung in drei Gruppen: die Gruppe der mechanischen (Druck, Berührung, Vibration), der Temperatur- (Wärme und Kälte) und der Schmerzempfindung (z.B. heller, dumpfer, scharfer Schmerz).

Die Hautrezeptoren stellen in ihrer Gesamtheit das „Gefühl", d.h. die Oberflächensensibilität dar.

Gelenkrezeptoren

Die meisten Untersuchungen der Gelenkrezeptoren wurden am Beispiel des Kniegelenks durchgeführt, weil das Kniegelenk das am besten untersuchte Gelenk des Menschen ist.

Bei den Gelenkrezeptoren handelt es sich um empfindliche Mechanorezeptoren in den Strukturen des Gelenkweichteilmantels (Gelenkkapsel, Gelenkbänder, ...), die unterschiedliche Gelenkpositionen oder Gelenkbewegungen kodieren.

Seit 1944 wurde die Gelenkinnervation von einer Reihe von Forschern systematisch untersucht. Dabei wurde u.a. festgestellt, dass sich dichte Rezeptorenfelder zwischen Gelenkknorpel und Kapsel befinden. Das bekannteste Sensorenschema des Gelenks wurde von WYKE und FREEMAN im Jahre 1967 (FREEMAN/WYKE 1967) aufgestellt. Es enthält vier unterschiedliche Typen von Mechanorezeptoren. Die Forscher folgerten, dass Knierezeptoren über Gamma-Motoneurone zur Regulation des Muskeltonus beitragen. Die adäquaten Reize für Mechanorezeptoren sind Druck und Zug.

Typ 1: „Stellungsmelder"
Es sind Rezeptoren vom *GOLGI-* und *RUFFINI-Typ* mit einer Leitgeschwindigkeit von 30-70 m/s. Sie befinden sich in der äußeren Schicht der Gelenkkapsel, aber auch im vorderen Kreuzband und den Menisken. Diese Rezeptoren wirken durch Dämpfung der Nozizeptoren schmerzhemmend. Sie registrieren auch geringste Stellungsänderungen (aus: FRISCH 1996, 58).

Typ 2: „Bewegungsmelder"
Hierbei handelt es sich um Rezeptoren des Namens *Vater-Pacini-Lamellenkörperchen* mit einer Leitgeschwindigkeit von 60-100 m/s. Sie befinden sich in der inneren Schicht der Kapsel, im vorderen Kreuzband und den Menisken und melden kleinste Spannungsänderungen der Kapsel bei minimalen Bewegungen des Gelenks. Auch sie wirken schmerzhemmend (aus: FRISCH 1996, 58).

Typ 3: „Endbewegungsmelder"
Diese Rezeptoren sind vor allem im Bandapparat der Gelenke und den gelenknahen Sehnenansätzen zu finden, wo sie als Dehnungsrezeptoren in Alarm- und Stresssituationen eine Vorwarnung vor Eintritt eines strukturellen Schadens geben. Sie haben die Aufgabe, Fehlbewegungen zu vermeiden (aus: FRISCH 1996, 59).

Typ 4: „Schadensmelder" – die *Nozizeptoren*
Bei diesen Rezeptoren handelt es sich um freie Nervenendigungen (Nozizeptoren), die sich in der fibrösen Schicht der Gelenkkapsel bis in

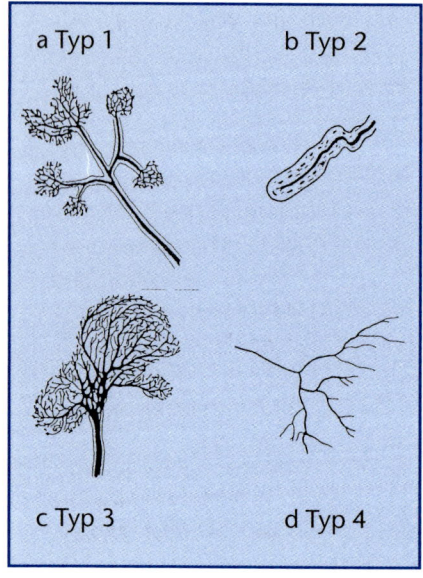

a Typ 1 b Typ 2

c Typ 3 d Typ 4

den subsynovialen Bereich befinden. Sie sprechen auf mechanische und/ oder chemische Reize an und reagieren, im Gegensatz zu den Propriozeptoren, auf Reizwiederholung mit einer Verstärkung der Afferenzen und können mithilfe von Schmerzmediatoren zu einer höheren Empfindlichkeit stimuliert werden. Jede von den Nozizeptoren gemeldete Störung führt zu einer reflektorischen Veränderung des Bewegungsablaufs (aus: FRISCH 1996, 59).

Abb. 7: Systematische Darstellung der vier Gelenkrezeptoren (nach: FRISCH 1996, 59)

Zusammenfassung

Die Muskel- und Sehnenspindeln zeigen Längen- und Spannungsänderungen der Muskulatur an. Das Längenkontrollsystem beschränkt sich im Wesentlichen auf den eigenen Muskel. Das Spannungskontrollsystem bezieht sich jedoch immer auf mehrere Muskelgruppen einer Extremität, die Afferenzen der GOLGI-Sehnenorgane können sowohl fördernd als auch hemmend wirken und sind schon mit geringen Spannungen auslösbar.

Die Haut gibt ergänzende Informationen über Position und Bewegung eines Gelenks. Die Afferenzen der Gelenkrezeptoren sorgen für die Stabilität und Propriozeption des Gelenks. Den größten Beitrag zum kinästhetischen Empfinden liefern die Muskelspindeln, an zweiter Stelle folgen die Gelenkrezeptoren. Ein Ausfall der Gelenkrezeptoren kann den Lage- und Bewegungssinn beeinflussen. Schmerzrezeptoren bilden das Schmerzsystem des menschlichen Körpers, sie kommen in allen Gewebstypen außer dem gelenküberziehenden Knorpel vor, können im entzündeten Gelenk mechanische Informationen vermitteln und Stoffe ausbringen, die den Schmerz verstärken.

Die reichlich mit Sensoren versehenen Strukturen des Gelenkweichteil-mantels (Muskulatur, Kapsel, Bänder) verfügen über einen besonders engen funktionalen Zusammenhang bei der Steuerung der Gelenkbewegungen. Die Mechanorezeptoren in den Bändern und Kapseln haben die Aufgabe, das Rollgleiten der Gelenke und den notwendigen Abstand einerseits und die erforderliche Haftung der Gelenkflächen andererseits permanent zu gewährleisten. Der Druck der beiden Gelenkflächen (am jeweiligen Be-rührungspunkt) soll möglichst gering bleiben, um keine Schädigung der Knorpelgleitfläche durch Drucküberlastung zu verursachen. Diese Aufgabe ist nur zu bewerkstelligen, wenn die Rezeptoren in der Gelenkkapsel und in den Bändern die Kapselspannung (VATER-PACINI-Lamellenkörperchen), die Bewegung (RUFFINI-Körperchen) und den Gelenkdruck an die zum Gelenk gehörige Muskulatur weitergeben. Nur die Muskulatur kann eine laufende Anpassung ihrer Länge und Spannung, den Druck der Gelenk-flächen aufeinander, und bedingt dadurch, die notwendige Haftung dieser aneinander konstant halten. Durch dieses System wird die statische und dynamische Stabilität des Gelenks vor allem bei unkontrollierten Beweg-ungen (z.B. Traumen) gesichert.

2.3 Gleichgewichtsfähigkeit und Propriozeption

Das Hörorgan besteht aus drei Teilen: einem Schalltrichter (äußeres Ohr), einem Verstärkerapparat (Mittelohr) und einem Analysator, der die Töne nach Höhe, Lautstärke und Klangfarbe unterscheidet (Innenohr). Im Innenohr ist auch noch das Gleichgewichtsorgan untergebracht. Das Innenohr wird wegen seines komplizierten Kanalsystems auch als *Labyrinth* bezeichnet. Das Innenohr ist ein mit Flüssigkeit gefülltes Hohlraum- und Gangsystem, das sich zunächst in ein *knöchernes* und *membranöses* (auch häutiges) *Labyrinth* untergliedern lässt.

Das Gleichgewichtsorgan besteht aus den beiden Vorhofsäckchen (Lage-empfindung) und den drei Bogengängen (Beschleunigungsempfindung). Die Bogengänge sind für die Wahrnehmung der Drehbeschleunigung des Körpers (genauer: des Kopfs) zuständig. In den erweiterten Teilen der Bo-gengänge liegen die Sinneskämme mit den Gallertkuppeln, das ganze Gangsystem ist mit Flüssigkeit gefüllt. Das häutige Labyrinth ist mit einer Flüssigkeit angefüllt. Die Flüssigkeiten bleiben aufgrund ihrer Trägheit bei

Bewegungen des Gefäßes zunächst in der Bewegung zurück. Wenn man eine gefüllte Kaffeetasse ruckartig zur Seite schiebt, so fließt der Kaffee auf der der Bewegung abgewandten Seite der Tasse über, weil er nicht so schnell mitkommt.

Ähnlich verhält es sich mit den Bogengängen: Hier fließt die Flüssigkeit zwar nicht über, weil das System geschlossen ist, aber sie drückt gegen die Gallertkuppeln des Sinneskamms und biegt diese im Gegensinn der Bewegung des Kopfs ab. Das Sinnesorgan spricht nicht auf Bewegung als solche, sondern nur auf Änderungen der Geschwindigkeit (Beschleunigung oder Verzögerung) an. Bei sehr langsamem Anfahren eines Zuges kann die Reizschwelle z.B. nicht erreicht werden – wir glauben dann, der Zug auf dem Nachbargleis führe. Die Richtung der Bewegung wird aus der Kombination der erregten Sinneskämme in den insgesamt sechs Bogengängen des Menschen ermittelt.

Der Gleichgewichtssinn beruht hauptsächlich auf einer Leistung des Hirnstamms. Er bekommt Informationen vom Vestibularorgan und dessen Botschaften durch den Nervus vestibulocochlearis (Nerv Nummer VIII) vermittelt sowie von den Rezeptoren in Muskeln und Gelenken, speziell auch des Halses und von den sensiblen Aufnahmerezeptoren der Körperoberfläche und vom optischen System, dem Auge. Die Psyche spielt ebenfalls eine große Rolle bei der Einschätzung und Bewältigung der aktuellen Situation. Viele Systeme und deren Verschaltungen sorgen für die notwendige intra- und interkoordinative Reaktion der Muskulatur in der jeweiligen Körperposition sowie für die Reflexe zur Erhaltung des Gleichgewichts und angepasster Bewegungen.

Für einen reibungslosen Ablauf der Motorik sind also komplizierte Tonus- und Gleichgewichtsregulationen erforderlich.

Die Funktion des Vestibularorgans besteht nicht nur in der bewussten Wahrnehmung der Kopf- bzw. Körperlage und Körperbewegung (die für unsere Orientierung im Raum unerlässlich ist), sondern auch in der entsprechenden reflektorischen Initiation von Korrekturbewegungen des Rumpfs, der Extremitäten und der Augen, sodass der Körper beispielsweise beim Fallen sinnvoll reflektorisch abgestützt oder die Augenbewegung der Körperbewegung angeglichen werden kann. Das Gleichgewichtsvermögen trägt nicht nur zu einer guten Haltungsstabilität, sondern auch zu einem ökonomischen Krafteinsatz bei.

Zusammenfassend übernimmt der Gleichgewichtssinn (vestibuläres System) folgende Funktionen:

- Gleichgewichtserhaltung oder -wiederherstellung bei wechselnden Umweltbedingungen, z.B. unterschiedlichen Bodenbelägen, Höhen, Tiefen.
- Gleichgewichtserhaltung oder -wiederherstellung bei relativer Ruhestellung, z.B. kurzer Schlaf im Sitzen (statisches Gleichgewicht).
- Gleichgewichtserhaltung oder -wiederherstellung bei schnellen und umfangreichen Lageveränderungen des Körpers, wie z.B. Rad fahren, Turnen, Tanzen, Klettern, Inlineskating (dynamisches Gleichgewicht).
- Gleichgewichtserhaltung oder -wiederherstellung von Gegenständen, wie z.B. Bälle hochwerfen und wieder auffangen, Gegenstände auf dem Kopf, Knie, Fuß balancieren (Objektgleichgewicht).

Das Gleichgewichtstraining bringt Bewegungssicherheit, Selbstvertrauen und macht wiederum sicherer. Sichere Erwachsene und Kinder sind ausgeglichener und ausgeglichene Menschen können sich besser konzentrieren. Höhere Konzentration ermöglicht höhere Aufmerksamkeit und höhere Lernbereitschaft. Der Mensch, bezogen auf jeden Lebensbereich, befindet sich im Gleichgewicht.

Eine gut entwickelte Gleichgewichtsfähigkeit ist auch die beste Sturzprophylaxe!

2.4 Sinnesmodalitäten

Empfindungen des Nervensystems können in Sinnesmodalitäten aufgeteilt werden. Näher erläutert werden die Sinne, die für die Motorik eine große Rolle spielen:

- Der Gesichtssinn (Auge) arbeitet als ein visueller Analysator und registriert Fotoreize und gibt uns Informationen über den eigenen Bewegungsablauf, über das Bewegungsverhalten von Mitspieler/Gegner, über räumlich-zeitliche Umweltveränderungen, über die Körperbeziehung zum Raum, über die räumliche Beziehung zu Objekten und deren jeweilige Raumposition.
- Der Gehörsinn (Ohr) ist ein akustischer Analysator, er registriert Schallwellen und gibt uns Informationen über Orientierungssignale, wie z.B. Klatschen, über fremdes oder eigenes Bewegungsverhalten, wie z.B.

hörbares Atmen, über technische sowie taktische Maßnahmen, wie z.B. Absprachen mit dem Partner, über Bewegungsauslösungen, wie z.B. Pfiff des Schiedsrichters, über das Zuschauerverhalten, wie z.B. Beifall, über bewegungsbegleitende Hilfen, wie z.B. instrumentelle Bewegungsbegleitung.

- Der Tastsinn (Haut) dient als ein taktiler Analysator, er registriert Druck sowie Berührung und gibt uns Informationen über das Partnerbewegungsverhalten, z.B. im Tanzsport, über Gegnereinwirkung, über Gerätekontrolle, wie z.B. Ballführung, über bewegungsbegleitende Umstände, wie z.B. Rückenwind, über Bewegungsauslösung, z.B. die blinde Stabübergabe des Staffelläufers, über Motivationshilfen, wie z.B. das Schulterklopfen des Mitspielers.

- Der Gleichgewichtssinn (Labyrinth im Innenohr – Vestibularapparat) ist ein vestibulärer Analysator mit der Wahrnehmungsfunktion: Gleichgewicht und Lageveränderungen des Körpers zu registrieren und uns Informationen über die Stabilität gegenüber Dreh- und Beschleunigungswirkungen zu geben, z.B. Saltoschraube, über die Gesamtgleichgewichtslage und deren Verlauf, z.B. das Lagegefühl des Kunstturners am Barren, über notwendige Ausgleichbewegungen zur Gleichgewichtssteuerung, z.B. die Armbewegungen beim Balancieren, über Drehbeschleunigung, z.B. beim Pirouettenverlauf des Eiskunstläufers, über Linearbeschleunigungen, z.B. bei einem Wachsskitest eines alpinen Skirennläufers.

- Der Muskel- und Bewegungssinn (Muskeln, Sehnen, Gelenke und Bänder) ist ein kinästhetischer Analysator und registriert Muskellängenveränderungen, Muskelspannung sowie Stellung, Richtung, Geschwindigkeit und Beschleunigung von Körperteilen.

Die verschiedenen Informationssysteme wirken immer gemeinsam. Beim Menschen dominiert zumeist das visuelle System beim Lernen von Bewegungen, d.h., dass der Mensch Bewegungsabläufe in erster Linie optisch kontrolliert.

Bei der Wahrnehmung der Körperstellung im Raum wirkt neben den Sensoren der Propriozeption auch das Vestibularorgan mit. Alle diese Propriosensoren sind an den vielfältigen bewussten und unbewussten Aufgaben der Motorik beteiligt.

2.4.1 Sinnqualitäten der Propriozeption und Schulung der Sinne

Die Propriozeption besitzt drei Qualitäten, den Stellungssinn, den Bewegungssinn und den Kraftsinn.

Stellungssinn

Um den Stellungssinn zu demonstrieren, können Sie mit einem Partner eine Übung durchführen. Fordern Sie Ihren Probanden auf, folgende Tätigkeit auszuführen: „Stellen Sie sich bitte gerade hin, schließen Sie Ihre Augen und strecken beide Arme zur Seite, jetzt beugen Sie Ihre Ellbogen, sodass ein 90°-Winkel im Ellbogengelenk entsteht und die Handinnenflächen zum Gesicht hin zeigen. Öffnen Sie die Augen und überprüfen Sie, ob die Winkelstellung korrekt ist."

Im Normalfall, wenn keine Schädigungen auf der kompletten Vermittlungs- und Versorgungsbahn vorliegen und der Proband die Übung auch verstanden hat, müsste der gewünschte Winkel auch präsent sein. Das bedeutet, dass wir über die Winkelstellung der Gelenke und die daraus resultierende Haltung der Gliedmaßen genau orientiert sind.

Bewegungssinn

Eine weitere Aufgabe lautet: „Aus der oben genannten Ausgangsposition beugen und strecken Sie das Ellbogengelenk in einem Bereich von etwa 45° und das fünfmal möglichst schnell und anschließend fünfmal ganz langsam. Diese Übung wird öfter ausgeführt."

Der Proband nimmt jetzt die Änderung der Gelenkstellung und der Geschwindigkeit wahr.

Mit proximalen Gelenken, wie z.B. dem Ellbogengelenk, können wir kleinere Winkeländerungen wahrnehmen als mit distalen Gelenken, wie z.B. dem Hüftgelenk oder den Wirbelgelenken.

Kraftsinn

Die Übung wird fortgesetzt, indem Sie Ihren Probanden auffordern, bei dem schon angesprochenen Winkel von 45° die Muskeln des Arms fest anzuspannen. Sie können ihm außerdem Gewichte an den Arm hängen (z.B. eine Tasche) und ihn bitten, dabei den Winkel von 45° nicht zu verändern.

Über den Kraftsinn nehmen wir also das Ausmaß an Muskelkraft wahr und können dadurch die Schwere von Gewichten ziemlich gut abschätzen, wenn wir diese mit der Hand hochheben.

Schulung der Sinne

Das Bewegungslernen wird durch abwechslungsreiche Übungen im Bereich der Sinnesschulung sowie das Mitbringen der vielfältigen Erfahrungen erleichtert.

Der sensorisch Erfahrene ist bereits vorinformiert, die Aufmerksamkeit richtet sich schon im Vorfeld einer Bewegung auf die wesentlichen Elemente (selektive Aufmerksamkeit).

An dieser Stelle folgen einige Beispiele zur Schulung des optischen, akustischen, taktilen und kinästhetischen Analysators.

Optischer Analysator

Um den optischen Analysator zu trainieren, können die Übungen mit geschlossenen Augen ausgeführt werden. Genauso wichtig ist die Augengymnastik, indem wir unsere Augen nach oben, rechts, links, unten, diagonal hoch und tief, kreisend nach links und rechts, ... bewegen.

Akustischer Analysator

Ein Training mit unterschiedlichen Rhythmen und Melodien kann den akustischen Analysator sensibilisieren. *Beispiele*: Tempo wechseln – (langsam, schnell, verdoppeln, so schnell wie möglich), musikalische Kontraste setzen (weich – aggressiv), verschiedene Takte – 3/4- oder 4/4-Takt, ...

Taktiler Analysator

Die Arbeit mit einem Partner kann diesen Analysator sensibilisieren: Übungen mit wechselnder Partnerführung, Partnermassage. Aber auch sich selbst berühren, streicheln, die Haut drücken, schieben, ziehen, kann positive Effekte in der taktilen Wahrnehmung auslösen.

Kinästhetischer Analysator

Häufige Richtungswechsel, Drehbeschleunigungen, Kopfbewegungen in diverse Richtungen sowie unterschiedliche Trainingsunterlagen (weich, fest, wackelnd, wippend, schwingend, ...) sensibilisieren den kinästhetischen Analysator.

Beim motorischen Lernen werden **Neurohormone** (**Eiweißstrukturen**) **aktiviert**, die die Gedächtnisbildung und den Lernvorgang positiv beeinflussen. Diese Peptide können für Stunden, Tage oder Wochen wirken und durch motorisches Lernen kann die Produktion dieser Eiweißstrukturen gefördert werden (FREIWALD 1996, 38).

Die Rezeptoren sind in ihrer Fähigkeit, Informationen aufzunehmen, **NICHT trainierbar**. Der Schwellenwert der Reizaufnahme ist ausschließlich in Verbindung mit einem veränderten chemischen Milieu (Säurestoffwechsel) zu variieren. Dieses wiederum kann zur Neubildung von freien Nervenendigungen anregen, die möglicherweise zu einer erhöhten Schmerzempfindlichkeit beitragen. Ob diese Neubildung der Rezeptoren eine qualitative Verbesserung der Wahrnehmung hervorruft, ist ungeklärt (MOMMERT-JAUCH 2001, 10).

3 Das Nervensystem als Verbindungsglied zwischen Körper und Gehirn

Das Nervensystem wird in drei große Bereiche unterteilt, in das Zentralnervensystem (ZNS), das periphere und das vegetative Nervensystem. Gehirn und Rückenmark bilden das ZNS, die Nerven das periphere Nervensystem. Das vegetative Nervensystem dagegen arbeitet unbewusst, überwacht und beeinflusst alle lebenswichtigen Funktionen des Körpers, wie z.B. die Verdauung, die Atmung, den Kreislauf, Eingeweidetätigkeiten. Innerhalb des vegetativen Nervensystems, das mit dem ZNS verbunden und von diesem beeinflusst wird, lassen sich zwei Teilbereiche nach Bau und Funktion unterscheiden: *Sympathikus* und *Parasympathikus*.

Sympathikus: Seine Nervenfasern entstammen alle einer Doppelreihe aus je 25 Nervenknoten, die links und rechts von der Wirbelsäule liegen und *Grenzstrang* genannt werden. Der Sympathikus wirkt auf die von ihm versorgten Organe meist anregend, sodass ihr Energieverbrauch zunimmt.
Parasympathikus: Seine wichtigsten Nervenknoten liegen nahe bei den Organen, die er versorgt. Der Parasympathikus wirkt beruhigend und unterstützt also Erholung, Aufbau, Energieeinsparung.

Das Kerngebiet des Sympathikus liegt in den Seitenhörnern des Brust- und Lendenmarks, das des Parasympathikus im Hirnstamm und im Kreuzbeinabschnitt. In vielen Bereichen sind Sympathikus und Parasympathikus Gegenspieler.

Das ZNS wird aus Nervenzellen aufgebaut, die über einen gemeinsamen Grundaufbau verfügen. Jede Nervenzelle besteht aus einem Zellkörper mit Dendriten, einem langen, dünnen Faserfortsatz, dem so genannten *Axon*. Axone vieler Nervenzellen sind von Hüllzellen („SCHWANN-Scheide") umgeben und haben eine isolierende Funktion. Jede Verzweigung endet mit einem Endknöpfchen.

Die Erregungen laufen über das Axon der Nervenzelle als elektrische Impulse. Diese Impulse pflanzen sich aber nicht von Nervenzelle zu Nervenzelle einfach fort, sondern enden jeweils in den Endknöpfchen. Durch einen feinen Spalt sind diese von den Dendriten und Zellkörpern der Folgezelle getrennt. Den Übergangsbereich nennt man *Synapse*, den Spalt zwischen den beiden Zellmembranen *synaptischen Spalt*. Die Impulse, die in den Endknöpfchen eintreffen, bewirken, dass kleine Bläschen im Plasma der Endknöpfchen einen Überträgerstoff in den synaptischen Spalt abgeben. Die Überträgersubstanz an den Synapsen ist beim Parasympathikus Acetylcholin, bei den zum Erfolgsorgan ziehenden Fasern des Sympathikus Noradrenalin.

Je mehr Impulse pro Zeiteinheit in den Endknöpfchen eintreffen, umso mehr Erregungsstoff wird freigesetzt. Und umso mehr Impulse entstehen in der Folgezelle. Eine Nervenzelle hat mit sehr vielen benachbarten Nervenzellen synaptische Verbindungen. Ihr Erregungszustand ist demnach von vielen Zellen abhängig.

Die Verknüpfung von Sensorik und Motorik ist sehr stark ausgeprägt. Für die funktionsgerechte Ausführung von Bewegungen benötigen und erhalten alle an der Motorik beteiligten Strukturen Informationen aus der Peripherie, die ihnen über die jeweilige Körperstellung und über die Ausführung der angestrebten Bewegungen Auskunft geben. Die sensomotorischen Systeme sind also dadurch charakterisiert, dass sie aus geschlossenen Leitungsbögen mit annähernd gleichwertigen afferenten (dabei werden Informationen von einem Rezeptor zum zentralen Nervensystem geleitet) und efferenten (dabei werden die Impulse vom zentralen Nervensystem in die Peripherie übermittelt) Schenkeln bestehen. Die sensorische Beeinflussung erfolgt zum Teil über spinale Reflexe, die auf kurzem lokalem Wege ablaufen, teils aber auch über die langen Reflexschleifen, die auch bestimmte Gehirnregionen (z.B. Großhirnrinde) einbeziehen können.

Bei der Verarbeitung von Informationen wirken immer mehrere Sinnesorgane zusammen, um ein einigermaßen vollständiges Bild der Wirklichkeit zu vermitteln. Jeder Sensor kann nur einen Ausschnitt aus der Reizwirklichkeit der Außen- oder Innenwelt vermitteln und ist sozusagen spezialisiert und unersetzlich. Alle Sensoren können niemals ein unmittelbares, direktes Bild der Wirklichkeit wiedergeben, sondern selektive Reize aus der Umwelt bzw. aus dem Organismus aufnehmen und in eine nervöse Erregung umwandeln (SCHALLER/WERNZ 2000; TREPEL 1999; ROHEN 1994).

3.1 Funktionelle Systeme der Sensomotorik

Fünf große funktionelle Systeme lassen sich innerhalb der Sensorik abgrenzen, wobei der sensomotorische Bereich des Nervensystems insgesamt viel komplizierter strukturiert ist, als die nachfolgende Übersicht es darstellt. Jedes der fünf Systeme besteht aus einem afferenten und einem efferenten Schenkel. Je höher differenziert diese Systeme sind, desto komplexer werden die neuronalen Verknüpfungen (ROHEN 1994).

Erstes funktionelles System
Es besteht aus einem afferenten Neuron (Nervenzelle), das vom Muskel zum Rückenmark leitet, und einem efferenten Motoneuron, das vom Rückenmark zur Muskulatur leitet (monosynaptischer Dehnungsreflex). Dieser Leitungsbogen arbeitet immer mit entsprechenden antagonistischen Leitungsbögen der gleichen Seite oder der Gegenseite zusammen. Das erste System hat die Aufgabe, die Muskulatur kontraktionsfähig zu halten, Spannungs- und Längenänderungen zu vermeiden und die aufrechte Körperhaltung zu sichern. Dieses System bildet die Grundlage für alle anderen Systeme (ROHEN 1994).

Zweites funktionelles System
Das zweite funktionelle System ermöglicht schon Einzelbewegungen wie Abwehr-, Flucht-, Wischbewegungen usw. Die aus der Haut oder der Muskulatur einlaufenden Erregungen werden innerhalb des Rückenmarks verarbeitet (ROHEN 1994).

Drittes funktionelles System
Das Zentralorgan bei diesem System ist das Kleinhirn und hier stehen Ausgleichs- und Harmonisierungsfunktionen im Vordergrund. Das Kleinhirn erhält Afferenzen aus dem Rückenmark, Informationen von „Willkürprogrammen" der Großhirnrinde sowie Afferenzen aus dem Gleichgewichtsorgan. Diese Informationen werden im Kleinhirn korrigiert und über den Thalamus (siehe Sachregister) dem Kortex (siehe Sachregister) rückgemeldet oder über die Formatio reticularis (siehe Sachregister) dem Rückenmark zugeleitet. Gleichgewichtsreaktionen können über das Vestibularsystem und andere Systeme und Ebenen rasch und effektiv eingreifen, um das körperliche Gleichgewicht zu erhalten und die Bewegungsharmonie zu sichern (ROHEN 1994).

Viertes funktionelles System

Dieses System besteht aus zahlreichen, hierarchisch geordneten Rückkopplungskreisen und ist eng mit dem höchstentwickelten sensomotorischen System verknüpft. Die Hauptefferenzen gehen über die Pyramidenbahn zum Rückenmark. Durch dieses System können wir komplizierte, erlernte oder automatisierte Bewegungen (Mimik, Gestik, Tics, Angewohnheiten, persönliche Bewegungseigenheiten) ausführen (ROHEN 1994).

Fünftes funktionelles System

Dieser ganz lange Leitungsbogen, der sich vom Rückenmark direkt über die Großhirnrinde zieht, ermöglicht dem Menschen die Entwicklung der höchstdifferenzierten, bewussten und zielgerechten Willkürbewegungen, die neu ausgedacht oder bewusst eingeübt werden können (Erlernen von neuen Sprachen, sportlichen Bewegungen, instrumentellen Bewegungsformen, ...).

Diese Leistungen wären aber ohne die Integration höherer Strukturen der Großhirnrinde (große Sinnessysteme, Auge, Ohr) nicht möglich (ROHEN 1994).

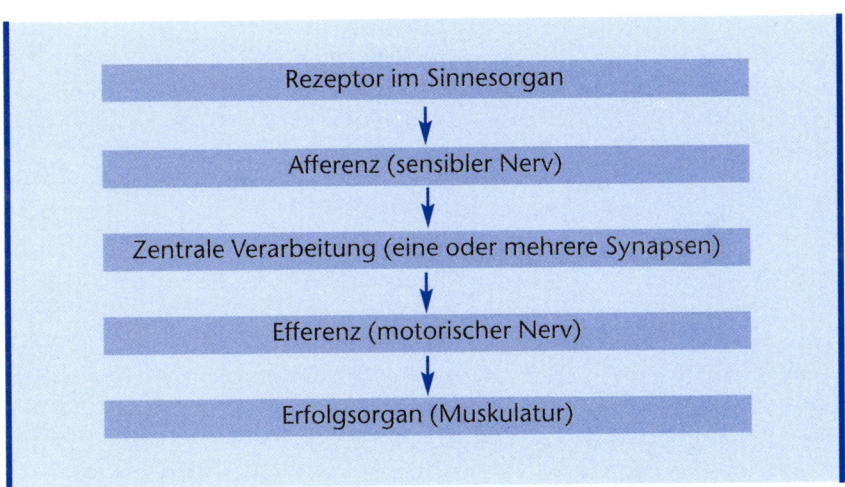

Abb. 8: Schema eines Reflexbogens

Durch das propriozeptive Training kommt es zu positiven Veränderungen, beispielsweise unter anderem zur Erhöhung der Leistung an den Synapsen (KREMPEL 2000):

- Die Fläche des synaptischen Kontakts erhöht sich, es entsteht eine größere Verteilungsfläche.
- Eine Synapse, die sehr häufig benutzt wird, verdoppelt sich – Schaffung zusätzlicher Synapsenflächen.
- Eine häufig gebrauchte neuronale Verbindung übernimmt vorher wenig benutzte Synapsen.

Um die Leistung des zentralen Nervensystems zu steigern, sollte man:

1. den afferenten Input (Propriozeption) verbessern.
2. ein gutes Gleichgewicht und gute Haltung, über die Aktivierung des Gehirns, des vestibulären Systems und der Spinalbahnen, stabilisieren.
3. die autochtone Rückenmuskulatur, mit ihrer stabilisierenden Funktion, über reflektorische Bewegungen aktivieren (CARRIÈRE 1999, 224).

4 Propriozeptives Training

4.1 Ziele des propriozeptiven Trainings

Das Training der Propriozeption bedeutet in erster Linie die Schulung der Gleichgewichtsfähigkeit. Sie zielt spezifisch auf die Verbesserung der Tiefensensibilität und der daraus resultierenden reflektorischen Muskelaktivität ab und bezieht sich auf Teilaspekte der gesamten koordinativen Fähigkeiten.

Störungen der propriozeptiven Rückmeldung können sich auf alle Komponenten des motorischen Kontrollprozesses negativ auswirken, bis hin zur Veränderung von zentralen Bewegungsmustern.

Das heißt, dass eine nicht gut ausgeprägte Gleichgewichtsfähigkeit die Gesamtkoordination negativ beeinflusst. Damit können viele Alltagshandlungen, wie z.B. das Tragen von Tabletts, das Stolpern über die Teppichkante, das Steigen auf Stühle und Leitern, das Stehen in fahrenden Bussen usw. eine Gefährdung darstellen, die infolge unangepasster und verlangsamter Reaktionen, Sturzgefahren in sich bergen.

Da man davon ausgeht, das ab dem 40. Lebensjahr ohne kontinuierliches Training die koordinativen Fähigkeiten langsam abnehmen, kommt es im zunehmenden Alter sehr oft in vielen Situationen zu einer ungenügenden Orientierung und damit zu einer ungenauen Anpassung. Die Bewegungen werden allgemein unsicherer und benötigen zu viel Kraft, da das Zusammenspiel von Muskulatur und Nervensystem die notwendige Reaktionsschnelligkeit verloren hat.

Das Ziel des propriozeptiven Trainings besteht in der positiven Beeinflussung der Tiefensensibilität und der reflektorischen Stabilisationsfähigkeit und somit auch der Bewegungsharmonie.

Durch die Balanciersituationen auf stabiler und instabiler Unterstützungsfläche erfolgt eine intra- und interkoordinative Reaktion der Muskulatur,

45

die zur Erhaltung des Gleichgewichts notwendig ist. Zum einen erreicht man eine gute Haltungsstabilität und zum anderen einen ökonomischen Krafteinsatz bei Alltags- und Sportbelastungen sowie die Verbesserung der Reaktionsmöglichkeiten auf externe Reize.

Die Gleichgewichtsfähigkeit spielt bei der Gesamtkoordination eine herausragende Rolle, da ohne sie die Kontrolle von Bewegungsabläufen stark erschwert wäre.

Die Wichtigkeit des propriozeptiven Trainings liegt vor allem darin, die Gleichgewichtsfähigkeit zu stabilisieren und zu erhalten, aber auch zu erweitern, indem neue Bewegungsmöglichkeiten erlernt werden.

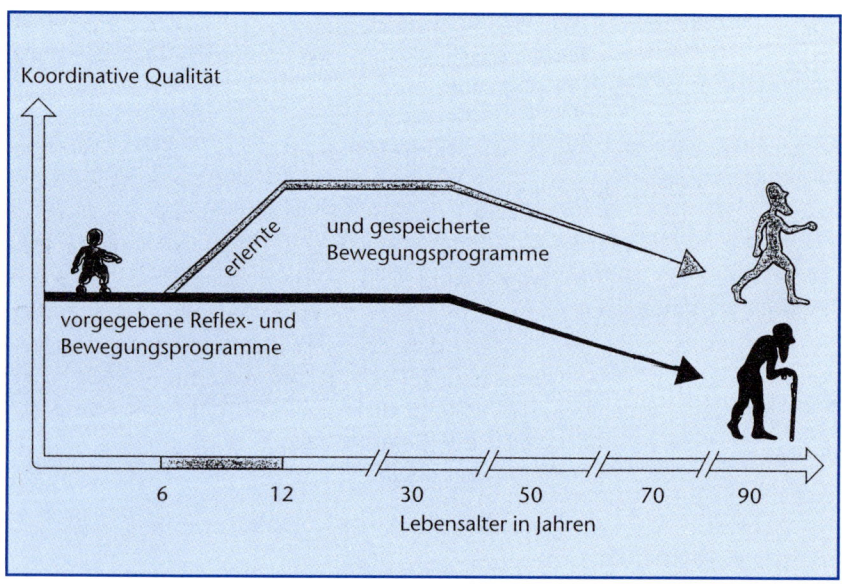

Abb. 9: Koordinative Qualität im höheren Alter

5 Einsatzbereiche des propriozeptiven Trainings

5.1 Bei Osteoporose zur Sturzprophylaxe

Osteoporose ist eine Stoffwechselkrankheit, die in erster Linie den Knochen betrifft und zu einem Schwund an Knochenmasse, -struktur und -funktion führt. Es kommt zu einer erhöhten Knochenbrüchigkeit und zu einem gesteigerten Frakturrisiko. Die Anzahl der an Osteoporose erkrankten Menschen hat in den letzten Jahren stetig zugenommen. Neben den krankheitsbedingten strukturellen Veränderungen des Knochenskeletts stehen insbesondere die häufig auftretenden Einschränkungen bei der Durchführung der so genannten *Aktivitäten des täglichen Lebens* im Mittelpunkt.

Die im Verlauf einer Osteoporose auftretenden Einbußen der motorischen Fähigkeiten und Fertigkeiten führen oft zu einer größeren Verletzungsgefahr im Alltag und vor allem zu erheblichen Einschränkungen in der Lebensqualität und einer zunehmenden Abhängigkeit von fremder Hilfe. Die meisten Knochenbrüche sind die Folge von Sturzverletzungen. Osteoporosegefährdete neigen in einem starken Maße dazu, durch ungeschickte Stürze Frakturen zu erleiden. Günstig ist, im Falle des Stolperns schnell und geschickt reagieren zu können. Je besser also das Reaktionsvermögen, die Orientierungsfähigkeit, die Gleichgewichtsfähigkeit ausgeprägt sind, desto geringer ist die Gefahr eines Sturzes. Ebenso führt das prodriozeptive Training zur Verbesserung der Auge-Hand-Koordination und zum dosierten Krafteinsatz.

5.2 In der Haltungs- und Rückenschule

Die Problematik der Rückenbeschwerden in ihrer ganzen Breite, von diffusen Rückenschmerzen bis hin zum akuten Bandscheibenvorfall, ist weiter zunehmend. Nachweislich bauen sich diese Beschwerden, bis zu ihrem spürbaren Ausbruch, über Jahre auf. Die Ursachen liegen meist in zu wenig oder unphysiologischen Bewegungen, zu einseitigen Belastungen und zu viel Stress im körperlichen sowie im psychischen Bereich. Der Körper gerät mit der Zeit aus seiner Balance und reagiert reflektorisch mit Verschiebungen der Wirbelsäule, Blockaden und den daraus entstehenden muskulären Verspannungen.

Dazu kommt noch mangelndes Körperbewusstsein und fehlende Körperwahrnehmung. Nach wie vor sitzen wir zu viel, vor allem fördert das stundenlange Ausharren vor dem Computer zusehends die Beschwerden in der Halswirbelsäule. Bandscheibenvorfälle in diesem Bereich werden immer häufiger. Der Weg zur Rückenschule und zur spezifischen Wirbelsäulengymnastik ist dann der nächste Schritt.

Der Körper ist als eine Einheit zu sehen, die untereinander korrespondiert. Stimmen die Beinachsen nicht durch Veränderungen der Fußstatik, wird es fortlaufend zu Veränderungen im Becken bis zur Halswirbelsäule kommen. Bevor der Kopf wieder in seine Balance zurückfindet, ist folgerichtig erst die Balance des Beckens erforderlich, denn davon hängt die übrige Wirbelsäulenform ab.

Die physiologischen Formen der Lendenwirbelsäule, der Brustwirbelsäule sowie der Halswirbelsäule können sich nur einstellen, wenn sich der Rumpf dynamisch um das Lot bewegt. Dabei arbeitet die Rücken- und Rumpfmuskulatur am ökonomischsten. Nur bei labilem Gleichgewicht des Beckens funktioniert die Gliederkette der Wirbelsäule.

Durch Gleichgewichtsübungen wird die Innervation der Rumpf- und Rückenmuskulatur gefördert und dient somit ihrem funktionstüchtigen Erhalt. Aufgrund des Informationsstroms aus den Propriozeptoren der Gelenke, der Muskeln, der Sehnen und der Bänder richtet sich der Körper in seiner physiologischen Form auf, von Fuß bis Kopf. Durch diese Reflextätigkeit erhalten wir einen sowohl stabilen als auch mobilen Halt.

Das Training der Gleichgewichtsfähigkeit auf stabilen und instabilen Unterstützungsflächen kommt der Haltung zugute durch:
● Das Erlernen von Haltungsreaktionen.
● Das Erleben der Körpersymmetrie durch Balancehalten.
● Die Aufrichtung des Körpers.
● Die Rekrutierung der Muskelfasern.
● Die Wahrnehmung des Körpers als Einheit.

5.3 Bei Gelenkerkrankungen

Bei vielen Menschen kommt es sehr oft in den großen Gelenken der unteren Extremität wie Knie, Hüfte oder Sprunggelenk zu schmerzhaften Veränderungen. Der Grund für die Schmerzen könnte eine Fehlstellung des Gelenks, zu hohe Belastung, zu kurze Regenerationsphasen, Fehlbelastung oder Bewegungsmangel sein. Vor allem die zuletzt genannte Ursache, der Bewegungsmangel, kann die Erweichung des Knorpels und die gefürchtete Arthrose im Knie- oder Hüftgelenk zur Folge haben.

Akute oder chronische Schädigungen der Gelenke führen zu Veränderungen der neuromuskulären Informationsleitung (Diskoordination). Besonders traumatisierte oder operierte Gelenke sind stark davon betroffen, weil die Propriozeptoren verletzt oder beschädigt werden.

Bei einer Störung der Gelenkfunktion, orthopädischen Problemen (z.B. Kapsel- oder Bandverletzung) kommt es immer zu einer Reduzierung der Belastbarkeit passiver (Kapsel, Bänder) und aktiver Gelenkstabilisatoren (Muskulatur). Die Folge sind Haltungsschwächen durch einseitige Belastungen oder Bewegungsmangel, verbunden mit Muskelatrophie nach Immobilisation (Ruhigstellung). Die Unterbrechung des propriozeptiven Mechanismus hat eine Störung der normalen neuromuskulären, reflexmäßigen Gelenkstabilisation zur Folge, die zu einer übermäßigen Belastung der Kapsel sowie der Bänder führen kann und damit zu einem zusätzlichen Verletzungsrisiko wird. Gelenkverletzungen treten typischerweise gegen Ende der sportlichen Aktivität auf, wenn Müdigkeit einsetzt und das Abrufen motorischer Einheiten beeinträchtigt ist.

Therapeuten müssen sich oft an ärztliche Anweisungen halten. Leider sind solche festgelegten Schemata längst überholt oder ungenügend ausgearbeitet und berücksichtigen die neuesten Erkenntnisse über Heilungsprozesse sowie das Individuum unzureichend.

Jede rehabilitative Maßnahme kann das verletzte Gelenk wieder funktionstüchtig machen, es jedoch nie wie früher wiederherstellen. Damit es nicht zu solchen irreversiblen Schäden kommt, sollten auch gesunde Gelenke regelmäßig (Primärprävention) gewissen Reizen ausgesetzt werden, bei denen die Rezeptoren der Tiefensensibilität immer wieder aktiviert werden.

Unsere Arbeit mit Patienten im orthopädischen Bereich zeigt, dass besonders das Knie-, Hüft- und Sprunggelenk nach einem propriozeptiven Training wesentlich an Stabilität gewonnen hat. Nicht das intensive Krafttraining an Kraftmaschinen und das langatmige Fahrradfahren hat zu Erfolgen geführt. Nur eine Kombination aus Ausdauer, Kraft und dem propriozeptiven Training hat die Probleme sanft beseitigt und zur enormen Verbesserung geführt. Schon nach 2-3 Trainingseinheiten, die nur 10-15 Minuten dauerten, konnten Erfolge festgestellt werden. Der Lernende hatte an Selbstvertrauen gewonnen, konnte an weiteren Übungseinheiten viel entspannter teilnehmen und schließlich hat er an Gelenkstabilität deutlich gewonnen.

„Bei der Behandlung von Patienten mit orthopädischen Problemen sollte immer bedacht werden, daß nicht nur das Gelenk, die Muskulatur und die Faszie, sondern auch der Einfluß, den das ZNS auf den Muskeltonus hat, Ursache für die Einschränkung des Bewegungsausmaßes sein kann. Das ZNS wird z.B. dann die Beweglichkeit beeinträchtigen, wenn der Patient Angst vor der Therapie hat oder ungenügend informiert wird (wenn der Arzt, nachdem er das Röntgenbild gesehen hat, zum Patienten sagt: „Ihnen fehlt nichts", obwohl der Patient unter Schmerzen leidet). Im Gespräch kann die Therapeutin zeigen, daß sie die Sorgen des Patienten ernst nimmt. Indem sie verständnisvoll auf seine Bedenken eingeht, hilft sie ihm, sich zu entspannen. Dadurch wird sich seine Beweglichkeit verbessern. (CARRIÈRE 1999, 223).

Es handelt sich oft um Übungen, die auf den ersten Blick sehr einfach erscheinen. Verändert sich jedoch die Unterlage haben, viele Menschen, auch Leistungssportler und Durchtrainierte, Schwierigkeiten, stabil zu stehen oder die gewünschte Position zu halten.

Auf Veränderungen im lokal geschädigten Gewebe, z.B. nach einer Meniskusektomie oder auch bei chronischen Erkrankungen, reagieren die Rezeptoren auf eine bestimmte Art und Weise. Bei Entzündungen kommt es zur Freisetzung von verschiedenen Stoffen des Entzündungsstoffwechsels (z.B. Serotonin, Prostaglandin, Karnitin, Bradykinin, ...), die die Rezeptorenschwelle, vor allem der Nozizeptoren, deutlich verändern. Mechanische Reizungen, die im Normalfall keine nozizeptiven Afferenzen auslösen, führen zu afferenten Entladungen der freien Nervenendigungen.

Diese hemmenden Mechanismen können Stunden bis Tage bestehen bleiben. Auch Schwellungen und Ergüsse im Gelenk führen zur Hemmung der Muskelaktivität. Bereits geringe Schwellungen können auch ohne Schmerzen reflektorische Hemmungen verursachen. Ebenfalls die Ischämie (Blutsperre) während der Operation kann die Schwelle der Nozizeption herabsetzen, weil es zu Veränderungen des operierten Bereichs, wie z.B. Ödembildung, kommt. Wichtig zu erwähnen ist jedoch, dass die Dauer der Ischämie eine große Rolle spielt; dauert die Operation nur zehn Minuten, sind die Veränderungen gering, dauert sie jedoch 90 Minuten und länger, kann man mit großen rehabilitativen Problemen rechnen.

Das propriozeptive Training ist mit Gesunden und Kranken jeden Alters unverzichtbar, weil nur ein gezieltes koordinatives Training das Knie-, Hüft- und Sprunggelenk aktiv schützen kann. Gesteigerte propriozeptive Reize aktivieren afferente Bahnen zum zentralen Nervensystem und verbessern die Bewegungsqualität (den efferenten Output). Aus diesem Grund sollte das propriozeptive Training, unabhängig von der Sportart, ein fester Bestandteil jeder Trainingseinheit sein.

5.4 In der Koordinationsschulung bei Kindern und Jugendlichen

Trotz aller Sport- und Bewegungsangebote leben wir in einer Zeit, in der der Begriff *Bewegungsarmut* wieder an Wertigkeit zunimmt. Wenn wir nur die Tatsache betrachten, dass unsere Kinder, dank der technischen Errungenschaften, zu viel sitzen, und das sehr oft noch auf Stühlen, die ihren Proportionen nicht angepasst sind, sollte uns klar werden, dass körperliche Ausgeglichenheit durch Sport und Spiel wieder einen höheren Stellenwert gewinnen muss.

Ungefähr 50% aller Kinder zeigen beim Eintritt in die Schule Haltungs- und Koordinationsschwächen. Was sicher auch darauf zurückzuführen ist, wenn man die eingeschränkten Bewegungsmöglichkeiten in den Großstädten betrachtet. Die Möglichkeiten der Bewegungsentfaltung, durch freies Spielen, Balancieren, auf Bäume klettern usw. und die damit automatisch verbundene Schulung der Koordination ist somit nicht mehr gewährleistet. Die Entwicklung und die Erhaltung der koordinativen Fähigkeiten begleitet uns das ganze Leben und wird ganz besonders im Kindesalter durch Bewegungsaktivität geschult.

Während der Reifung des Kindes im Mutterleib bildet sich das Nervensystem aus, als wichtigster Faktor der motorischen Koordinationsfähigkeit. Schon in dieser Zeit werden elementare koordinative Prozesse eingeleitet, durch die Anpassung des Embryos an seine Umgebung und die damit verbundenen Bewegungen. Die Bewegungsaktivität im Allgemeinen sowie im Speziellen spielt die entscheidende Rolle bei der Entwicklung der Motorik und der koordinativen Anpassung an die Umwelt.

Mit der motorischen Entwicklung des Säuglings bildet sich auch die posturale Kontrolle – aus dem Englischen „Posture" = Haltung. Unter posturaler Kontrolle versteht man die Aufgabe des Nervensystems, die Muskulatur in verschiedenen Stellungen und die damit verbundenen Bewegungen mit der dementsprechenden Muskelspannung zu aktivieren. Außerdem trägt sie dazu bei, den Körperschwerpunkt innerhalb der Unterstützungsfläche zu erhalten.

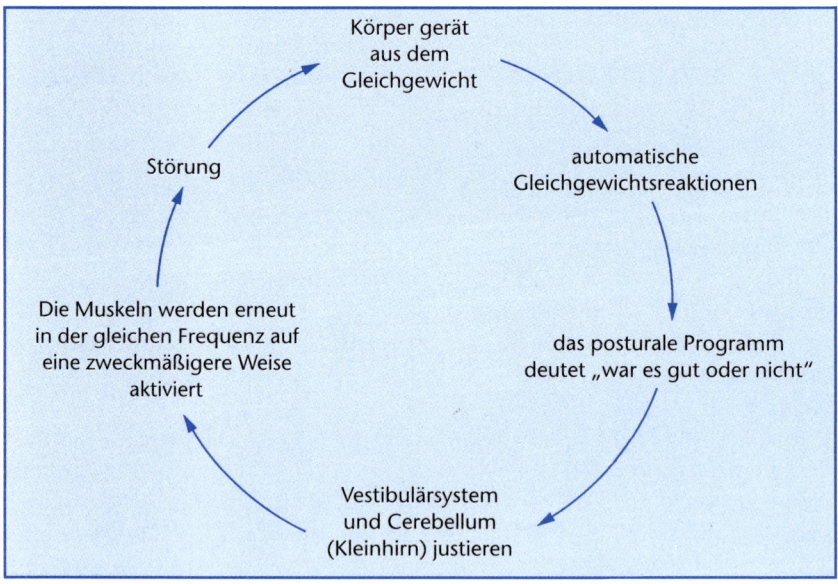

Abb. 10: Die Haltungskontrolle

Nach der Geburt befindet sich die Motorik des Neugeborenen in einer Beugehaltung. Die motorische Entwicklung beginnt mit:

- der Koordination der Augen, der Hand-Mund- und der Hand-Augen-Koordination.
- dem Be-„greifen" der Hände durch Festhalten von Spielzeug.
- der Entwicklung der Aufrichtung aus der Bauchlage durch Heben und Bewegen des Kopfs in alle Richtungen mithilfe der Stützmotorik der Arme.
- dem aktiven Drehen über die Rotation.
- der Aufrichtung aus der Bauchlage in den Vierfüßlerstand, dem Schaukeln und dem beginnenden Vorwärtsbewegen.
- dem Sitzen und der damit verbundenen, freien Bewegungsfähigkeit der Arme.
- dem Hochziehen an Gegenständen zum Stand und endet
- schließlich mit dem Gehen als Fortbewegung.

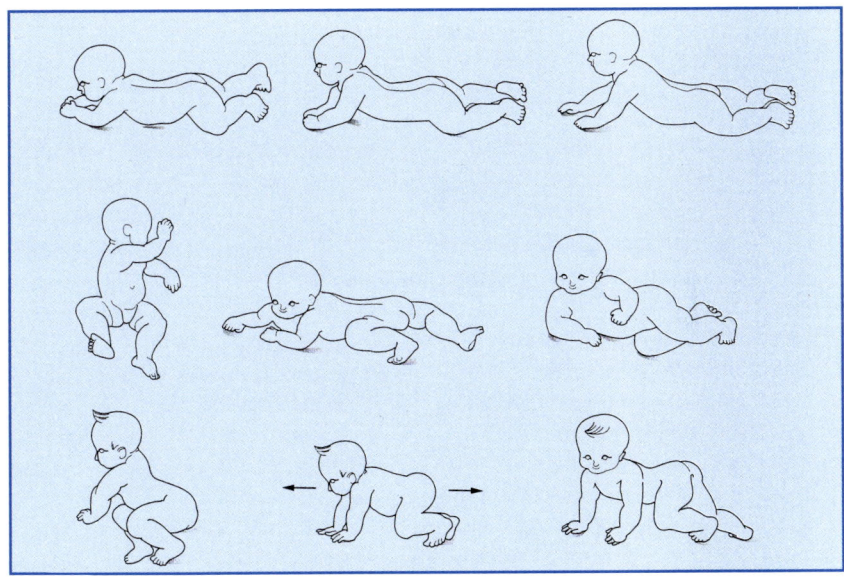

Abb. 11: Motorische Entwicklung von der Bauchlage zum Vierfüßlerstand

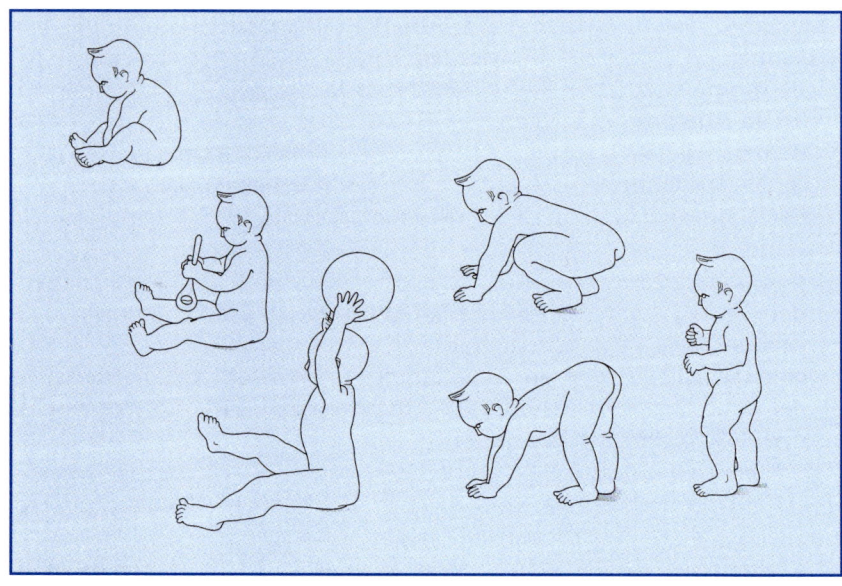

Abb. 12: Motorische Entwicklung vom Sitz zum Stand

Jede dieser Bewegungsphasen stellt für die Entwicklung der Motorik und der Koordination ein Ereignis dar, in welcher das Kind wichtige Erfahrungen mit seiner Umwelt sammelt.

Wenn man dabei den Aspekt der Gleichgewichtsfähigkeit betrachtet, ist jede Bewegungsphase an die Schulung des Gleichgewichts gekoppelt.

Ein Kleinkind entwickelt mit der Zeit die Fähigkeiten:
* Seine Position gegen die Schwerkraft zu halten.
* Den Schwerpunkt innerhalb dieser Position zu verändern.
* Zwischen verschiedenen Positionen zu wechseln.
* Sich auf verschiedenen Unterstützungsflächen fortzubewegen, die eben, uneben, stabil oder instabil sind.

Die Koordination allgemein beschreibt das harmonische Zusammenspiel von Muskeln und/oder Muskelgruppen sowie den daraus resultierenden Einsatz der notwendigen Muskelkraft und Geschwindigkeit, die für die

Bewegungssituation benötigt wird. Jede neue Lage oder Stellung, die ein Kind einnimmt, beinhaltet Aktivität der Agonisten sowie der Antagonisten. Dabei wird die Regulation des Muskeltonus trainiert, das bedeutet in jeder neuen Stellung Koordinationstraining. Im Laufe der motorischen Entwicklung werden die am besten funktionierenden Bewegungsmuster gewählt, da das Zentralnervensystem das Resultat der erwünschten Bewegung mit möglichst geringem Kraftaufwand erreichen möchte.

Durch das tägliche, mannigfaltige sensorische Zusammenspiel des Kindes mit der Umwelt wird die Koordination der Muskelreaktion moduliert und fein geschliffen.
Während dieser ganzen Entwicklung bildet sich ein motorisches Körpergedächtnis, ein so genanntes *Körperschema* aus, das die motorische Planung ermöglicht.

Grundvoraussetzung für die Entwicklung der kindlichen Motorik ist eine Umgebung, die Bewegungsaktivität herausfordert.
Bei Kindern und Jugendlichen geht es in erster Linie um das Erlernen und Speichern eines vielfältigen koordinativen Bewegungsprogramms. Das bedeutet, dass Kinder in jeder Altersphase, ob Kindergarten, Grundschule und auch später ihren natürlichen Bewegungsdrang ausleben müssen, um Bewegungserfahrungen zu speichern, die als koordinative Basis für das spätere Leben unabdingbar sind.

Vor allem zwischen dem 6.-13. Lebensjahr eilt die Entwicklung des Zentralnervensystems dem körperlichen Wachstum voraus und das bietet beste Voraussetzungen für motorisches Lernen. Es kommt noch nicht zur Veränderung der Extremitätenhebel, die viele Jugendliche tollpatschig und linkisch in ihrer Bewegung aussehen lässt.

Mit Eintritt in die Schule wird sehr oft der Bewegungsdrang der Kinder durch Stillsitzen, Leistungsdruck und Lernen in starkem Maße unterbunden.
Deswegen kommt dem Sportunterricht in den Schulen, in den Vereinen sowie der bewegten Freizeitgestaltung große Bedeutung zu. Es muss in diesem und jedem Alter Spaß machen, sich zu bewegen, und der Sportunterricht sollte thematisch so breit gefächert sein, dass er alle koordinativen Fähigkeiten zum Inhalt hat. Viele Kinder sind dem Druck, Leistung zu

bringen, nicht gewachsen, ob durch Übergewicht oder mangelnde Bewegungserfahrung. Gerade für diese Kinder, die sehr oft von ihren Mitschülern geschnitten und gehänselt werden, wäre es sinnvoll, mehr koordinative Übungen und Aufgaben in den Vordergrund zu stellen, als sie vor dem Computer sitzen und spielen zu lassen, was auf den ersten Blick für die Eltern einfacher (kein Elternengagement erforderlich) und sicherer (keine Verletzungsgefahr) erscheint. Durch sportliche Aktivität in der Freizeit können die Kinder ihre Sportnote überdurchschnittlich verbessern. Das Sportangebot muss allerdings den Kindern angepasst werden und nicht umgekehrt.

Betrachtet man die Gleichgewichtsfähigkeit, als Teilaspekt der Gesamtkoordination, so wurde bei Kindern im Grundschulalter festgestellt, dass etwa 50% nicht in der Lage sind, über einen gewissen Zeitraum auf einem Bein zu stehen. Es ist kein Wunder, wenn man bedenkt, dass die früheren Hüpfspiele, Seilspringen, Gummitwist usw. aus der Mode gekommen sind, als natürlicher Vorgang zum Erlernen der Gleichgewichtsfähigkeit. Sie ist darüber hinaus ein leistungsentscheidender Faktor bei sportlichen Betätigungen zur Kontrolle von Bewegungsabläufen. Bei Lageveränderungen, beim Balancieren, bei unterschiedlicher Beschaffenheit des Untergrunds, bei Drehbewegungen um die Körperachse, bei Sportspielen, überall wird die Fähigkeit, das Gleichgewicht zu halten, gebraucht.

Auch bei Kindern lässt sich Frustration, mangelndes Selbstbewusstsein, oder im Gegensatz dazu, Lebensfreude, an der Haltung ablesen.

TEIL II – Praxis

6 Allgemeine praktische Umsetzung

In diesem Kapitel werden einige Strategien angesprochen, die für das motorische Lernen, das unter propriozeptiven Aspekten stattfindet, relevant sind.

Das Hauptziel des propriozeptiven und koordinativen Trainings besteht in der Entwicklung der Feinstkoordination, der dritten Phase des motorischen Lernens.

Lernphasen

Es gibt drei Phasen des motorischen Lernens unter dem Aspekt der Erfüllung der motorischen Aufgabenstellung:

Phase I: Erreichen der **Grobkoordination** – Aufgabenerfüllung nur bei günstigen Ausführungsbedingungen und voller Konzentration. Die messbare Leistung ist gering.

Phase II: Erreichen der **Feinkoordination** – bei günstigen Ausführungsbedingungen wird die Aufgabe mit Leichtigkeit erfüllt. Die Leistung ist erhöht. Bei erschwerten Ausführungsbedingungen ist die Aufgabenerfüllung nur ungenügend und somit die Leistung gering.

Phase III: Erreichen der **Feinstkoordination** – auch unter erschwerten Bedingungen wird die Aufgabe mit großer Sicherheit erfüllt. Die Anwendbarkeit ist in diversen Situationen möglich und hohe bis höchste Leistungen sind zu verbuchen.

6.1 Tipps und Hinweise für die praktische Umsetzung des propriozeptiven Trainings

Die im Folgenden genannten methodischen Grundsätze helfen dem Therapeuten/Trainier/Übungsleiter sowie dem Lernenden/Patienten, ein effizientes Training durchzuführen.

- Vom Bekannten zum Unbekannten.
- Vom Leichten zum Schwierigen.
- Vom Einfachen zum Komplexen.
- Vom Notwendigen (z.B. funktionelle Gymnastik) zum Attraktiven (z.B. Kleine Spiele).

Beim Nichtbeachten der Grundsätze droht sonst Lernstress, Lustlosigkeit und Müdigkeit.

Für die Stundengestaltung ist das Prinzip der biologischen Anpassung, insbesondere unter dem Aspekt der Belastungsgestaltung, zu berücksichtigen, um somit Überlastungen zu vermeiden:

- Unterschwellige Reize - keine Wirkung.
- Schwache Reize – Anregung.
- Starke Reize – Anpassung.
- Zu starke Reize – negative Auswirkung.

Praktische Umsetzung
Der Therapeut/Trainer/Übungsleiter muss
- wissen, welches Ziel der Lernende verfolgt (Alltag, Breitensport, Leistungssport).
- eine genaue Bewegungsbeschreibung und -vorstellung schaffen.
- eine Informationsorganisation (Ordnung) schaffen.
- über die Empfindungen des Lernenden sprechen, dadurch die Aufmerksamkeit nach innen herstellen bzw. erhöhen.
- eine optimale Bewegungsausführung demonstrieren.
- Korrekturen der Bewegungen zum richtigen Zeitpunkt gezielt einsetzen, auf das Wesentliche beschränken, Fehler erkennen und sie behandeln.
- individuelle Vorlieben berücksichtigen.
- auf kurze, positive, treffende sowie einprägsame Anweisungen achten.
- sprachliche Äußerungen (Schmerz, Unsicherheit, ...) des Lernenden beachten.
- die Eigenverantwortlichkeit des Übenden/Lernenden fördern.
- motivieren, denn die Motivation ist der beste Lernverstärker.

Übungshinweise

- Motorisches Lernen und die Entwicklung der Propriozeption sollen **am Anfang einer Trainingseinheit**, nach einer kurzen Aufwärmphase, stehen. Nur zu Beginn ist die Aufmerksamkeit des Sportlers/Patienten/ Lernenden hoch. Auch die energetische Situation (Kondition) ist am Anfang der Stunde am günstigsten.
- Die Dauer des propriozeptiven Trainings richtet sich nach der Wahl der Übung, der Zielsetzung und vor allem nach dem Befinden des Übenden; es kann 5-20 Minuten und länger dauern.
- Die vorgestellten Übungen können am Anfang auf einer festen Unterlage ausgeführt werden, dann mit geschlossenen Augen, einbeinig oder beides zusammen. Erst später auf labilen Unterlagen üben, wie z.B. auf zusammengelegten Gymnastikmatten, diversen Therapiekreiseln, z.B. Aero-Step von Togu, Pezziball, Tennisbällen, Wackelbrettern, ...
- Das Trainieren auf labilen Unterlagen erzielt die besten Erfolge der Propriozeption.
- Alle Übungen werden barfuß ausgeführt, weil die Aufnahme der Reize, die Weiterleitung von Informationen und die Auslösung reflektorischer Muskelreaktionen, vor allem im Fußbereich (Fußreflexzonen), günstiger ist.
- Jede Übung kann 5-30-mal ausgeführt werden. Einige Übungen können öfter oder auch seltener als fünfmal wiederholt werden. Sobald jedoch die Konzentration nachlässt, sollte die Übung abgebrochen werden.
- Voraussetzung für das Training ist jedoch Ihr Wohlbefinden und vor allem die korrekte Ausführung der Übung. Trainieren Sie dagegen falsch, werden auch dementsprechend falsche Bewegungsabläufe registriert und gespeichert.
- Beim Trainieren/Üben achten Sie auf regelmäßige Atmung und gerade Körperhaltung. Bei Schmerzen oder Unwohlsein bitte die Übung abbrechen oder weglassen.
- Bei gesundheitlichen Problemen sollten Sie Ihren Arzt konsultieren und die Auswahl der Übungen mit ihm besprechen.

Mentales Training kann die therapeutische Wirkung des propriozeptiven Trainings günstig beeinflussen, weil während der Bewegungsvorstellung die gleichen nervalen und muskulären Prozesse aktiviert sind wie bei der realen Ausführung der Bewegung. Mentales Training kann durch wiederholte geistige Vorstellung zu einer Präzisierung der angestrebten Bewegung führen. Am effektivsten ist es, wenn die kognitiven Prozesse mit praktischem Üben gekoppelt sind, weil jeder Übungsprozess ein Wechselspiel zwischen intensiver geistiger Vorstellung und tatsächlichem Üben ist.

Bitte beachten Sie: Optimales Bewegungslernen verlangt eine optimale Bewegungsvorstellung.

6.2 Gezielter Einsatz von Korrekturen

Beim motorischen Lernen, ob in der Therapie oder bei der Betreuung von Sportlern, bilden Korrekturen der Bewegungen des Lernenden einen wesentlichen Bestandteil des Übungsprogramms. Der Korrekturinhalt muss auf das Wesentliche beschränkt und der Aufnahmekapazität des Lernenden/Übenden angepasst werden. Jede Korrektur muss verstanden werden und in die Empfindung und Bewegung integriert werden.

- Die Korrekturanweisung muss erkannte Fehler behandeln.
- Die Korrekturanweisung darf nicht die gute Motivationslage des Lernenden beeinträchtigen oder sogar Lernstress erzeugen.
- Bei Korrekturen sollen alle Informationsquellen (verbale, kinästhetische, taktile, visuelle, ...) ausgeschöpft werden. Dabei sind die individuellen Vorlieben des Übenden zu berücksichtigen.
- Die Korrekturanweisung sollte in Form einer positiv formulierten Bewegungsanweisung erfolgen.
- Die Korrekturanweisung muss zum richtigen Zeitpunkt vorgenommen werden; die Schnellinformation, d.h. direkt nach der Bewegung, sollte bevorzugt werden. Auf Korrekturen während der Bewegungsausführung sollte man verzichten, weil verbale Informationen den Ablauf der Bewegung stören und nicht verarbeitet werden können. Eine genaue Vorinformation über den gewünschten Bewegungsablauf ist vorzuziehen.

6.3 Einsatz von Zusatzgeräten

Diverse Unterlagen und Zusatzgeräte machen das propriozeptive Training interessanter und anspruchsvoller. Es gibt inzwischen eine ganze Reihe von Sport- und Therapiegeräten, die extra für das propriozeptive Training entwickelt wurden.

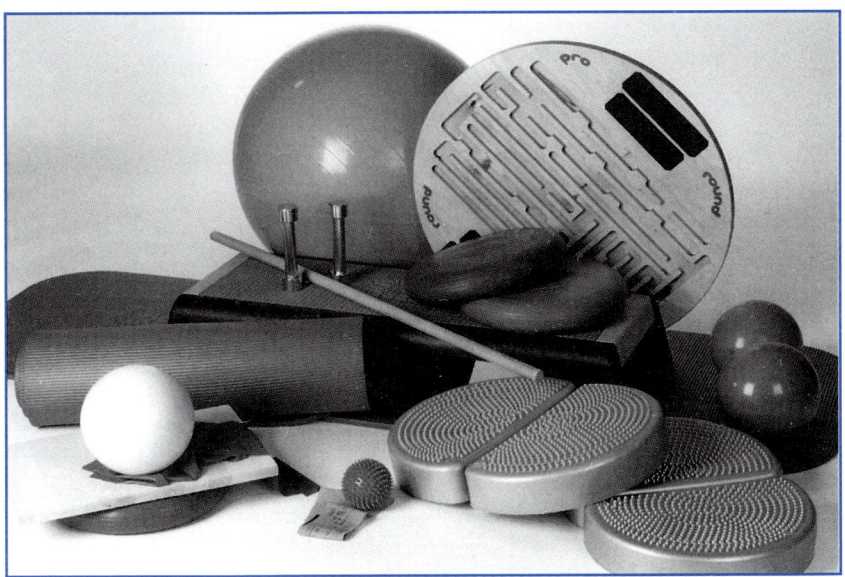

Bild 1: Zusatzgeräte zur Unterstützung des propriozeptiven Trainings

Physioband von der Firma Schmidt sports
Physiobänder sind ca. 8 cm breite Gummibänder, die hauptsächlich aus Latex bestehen und sowohl offen als auch geschlossen mit einem Clip ein sehr einfaches Hilfsmittel darstellen, mit dem die Kraft und Koordination trainiert werden kann. Die Physiobänder sind in fünf verschiedenen Stärken für individuell aufeinander aufbauende Widerstandsübungen erhältlich.

Physiotape von der Firma Schmidt sports
Physiotapes sind 15 cm breite, dehnfähige Gummibänder aus Naturlatex. Es ist ein Zusatzgerät zur Unterstützung des Kraft- und Koordinations-

trainings. Das Physiotape ist in fünf Stärken erhältlich, wobei die gelbe Farbe besonders für Senioren geeignet ist.

Pezziball
Ein universelles Übungsgerät, mit dem sich die Koordination, Ausdauer und Kraft sehr gut schulen lässt. Geeignet ist es für alle Altersklassen.

Step von Reebok
Mit der höhenverstellbaren Plattform ist ein hochintensives, individuell dosiertes Ausdauer- und Koordinationstraining durch Hinauf- und Herabsteigen mittels verschiedener Schritttechniken möglich. Die sichere, rutschfeste Auftrittsfläche ist dreifach höhenverstellbar.

Gymnastikmatten von Airex
Optimale Dämpfungseigenschaften, leicht, handlich, rollbar, hautfreundlich und körperwarm, hygienisch, sie nehmen weder Feuchtigkeit noch Schmutz auf.

Aero-Step XL von Togu
Ein Zwei-Kammern-Luftkissen, das durch die Verbindungsplatte eine besonders gute Standfixierung bietet. Durch die beiden Luftkammern, die lediglich mit dem atmosphärischen Innendruck gefüllt sind, fordert das Aero-Step XL unglaublich schnelle Reaktionen heraus und ermöglicht ganz kurze, schnelle Bewegungsmomente mit einer unmittelbaren Rückmeldung. Die mit über 1.000 runden Noppen bestückte Oberfläche des Aero-Step XL bietet hervorragende Möglichkeiten zur Massage und Durchblutungsförderung. Die besonders große Trittfläche des Aero-Step XL sorgt für eine hohe Bewegungssicherheit.

Dynair Ballkissen
Es besteht aus hochwertigem RUTON und ist mit atmosphärischem Innendruck gefüllt. Die Oberfläche ist glatt, unterbrochen von einer Rilling. Die Anwendungsmöglichkeiten des Balancegerätes sind vielfältig, z.B. zum dynamischen und entlastenden Sitzen: Die Eigenschwingungen des Körpers (durch Atmung) werden nicht abrupt gestoppt, sondern können in ihrem natürlichen Rhythmus fortlaufen. Die aufrechte Haltung wird optimiert und die Muskulatur, die die Wirbelsäule stabilisiert, wird trainiert.

Balancierbrett

Geeignet für unzählige Konzentrations-, Koordinations- und Balanceübungen, trainiert es die automatischen Arm-, Bein- und Rumpfreaktionen.

In der Praxis können Sie zusätzlich folgende Materialien und Handgeräte benutzen, die zum Teil kostengünstig sind: diverse Bälle (Tennis-, Tischtennis-, Volley-, Pezzi-, Schaumstoffbälle ...), alte Tennis-, Squash-, Badmintonschläger, Luftballons, Gymnastikreifen, -stab und Seile, Kirschkernsäckchen, Chiffon- und Schwungtuch, Haushaltsmaterialien (Plastikbecher, Wattebausch, Handtuch ...), akustische Signalgeber wie Metronom, Trillerpfeife, Fahrradklingel, Tamburin, ...

Große Geräte wie Weichbodenmatte, Turnbänke sowie diverse Turngeräte können den Parcours interessant gestalten.

7 Voraussetzungen für das propriozeptive Training

Allgemein sollte das Training der Propriozeption stets in einem ausgeruhten Zustand durchgeführt werden, da eine hohe Konzentrationsleistung nötig ist, um den Körper in Balanciersituationen im Gleichgewicht zu halten. Aus diesem Grund ist es sinnvoll, nach der Erwärmungsphase das Training einzubauen. Die Übungen sollten zeitlich nicht zu lange ausgedehnt werden, 20-30 Sekunden zum Beispiel im Einbeinstand, dann das Bein wechseln.

Die Rezeptoren nehmen die Reize auf und leiten sie an das Zentralnervensystem weiter. Dort werden die Informationen verarbeitet und bewertet, bekannten Bewegungsmustern und Automatismen gegenübergestellt, um eine Rückmeldung vorzubereiten. Die Propriozeption kommt vor allem bei Gleichgewichtsübungen zum Tragen, bei denen eine bewusste Muskelanspannung zum Balancehalten nicht mehr ausreicht.

Grundvoraussetzungen für ein optimales Training:
- Eine korrekte Haltung. Fuß, Knie, Hüfte und Wirbelsäule sollte weitgehend axial belastet sein.
- Eine ausreichende Reaktionsschnelligkeit.
- Eine allgemeine Gleichgewichtsfähigkeit.
- Eine ausreichende muskuläre Stabilisationsfähigkeit.
- Schmerzfreiheit, um keine reflektorischen Hemmungsmechanismen auszulösen.

Nach dem Lehrsatz: „Die Haltung beginnt bei den Füßen", kommt den Füßen auch beim propriozeptiven Training eine wichtige Rolle zu. Die Aktivierung der Fußmuskulatur gewährleistet die Sicherung der Gelenkachsen und des Fußgewölbes, was wiederum abhängig ist von den Mechano- und Propriozeptoren der Fußsohle.

Aus diesem Grunde ist es notwendig, das propriozeptive Training **barfuß** zu absolvieren, gegebenenfalls in Strümpfen, denn nur die Reizung der Fußrezeptoren führt zur positiven Aktivitätsveränderung der gesamten Muskelketten.

Ein Blick auf unsere Füße

Meist stehen die Fußinnenknöchel tiefer als die Fußaußenknöchel. Das bedeutet das Absinken des mittleren Längsgewölbes. Daraus resultiert eine Innenrotation der Unterschenkel, eine Valgisierung in den Kniegelenken, was wiederum zur Innenrotation der Oberschenkel, zur Beckenkippung mit Lendenlordosierung führt.

Um dies auszugleichen, bedienen wir uns des *kurzen Fußes*.
  Die Ferse, der Kleinzehenballen, der Großzehenballen sowie die Zehen bleiben in Bodenkontakt. Die Zehen leicht spreizen und das Fußgewölbe hochziehen, ohne die Zehen zu krallen. Dadurch kommt es zum so genannten *kurzen Fuß* und zur damit verbundenen Aktivierung der gesamten Streckmuskulatur, einschließlich der Wirbelsäulenaufrichtung und der Balance des Kopfs.

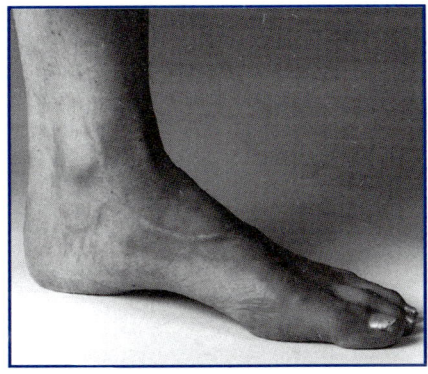 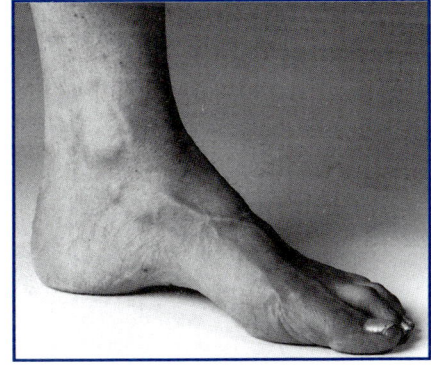

Bild 2: Der abgeflachte Fuß   *Bild 3: Die korrigierte Fußhaltung*

Beim propriozeptiven Training im Einbeinstand und auf instabiler Unterstützungsfläche wird dieser Mechanismus der Aktivierung der Fußmuskulatur ausgelöst, was sich positiv auf die Körperwahrnehmung und die Haltungsschulung auswirkt.

Es ist wichtig, dass auch bei diesem Training methodische Grundsätze beachtet werden, da eine Überforderung durch die meist unbekannten Übungsaufgaben rasch erfolgen kann (siehe Kapitel 6.1).

Nur durch wiederholtes Üben und Trainieren in den verschiedensten Formen ist es möglich, auf Dauer eine Verbesserung der Gleichgewichtsfähigkeit zu erreichen.

7.1 Füße, Füße

Es steht außer Frage, dass zu den meisten Sportarten, vor allem im Ausdauer- und Sportspielbereich, das Tragen von guten Sportschuhen unerlässlich ist, als passiver Gelenkschutz. Das Problem, das sich daraus ergibt, ist die fortschreitende Inaktivität der Fußmuskulatur. Senk,- Spreiz,- Knick- und Plattfüße sind an der Tagesordnung. Der Trend den Jüngsten, schon vor dem sicheren Gehen, Schuhe anzuziehen, sollte überdacht werden, genauso wie das Tragen der absonderlichsten Schuhmodelle bei Jugendlichen. Den Füßen, deren Aufgabe es ist, uns ein Leben lang zu tragen, schenken wir zu wenig Beachtung. Der Mensch sollte, wann immer es möglich ist, **barfuß laufen**.

Auch die Fußmuskulatur gehört dazu, wenn man von muskulärem Aufbautraining spricht, denn, wie schon gesagt: „Die Haltung beginnt an den Füßen."

Übungsbeispiele zur Fußgymnastik

Parcours mit verschiedenen Übungsstationen
- Die Stationen so aufteilen, dass mindestens zwei Teilnehmer pro Station üben.
- Grundvoraussetzung: Die Übungen werden barfuß ausgeführt.
1. Im Stand rechte und linke Fußsohle über einen Igelball abrollen. *Wichtig*: Nach dem Abrollen die Veränderung des Stands wahrnehmen.

2. Mehrere Tücher liegen auf dem Boden. Mit dem einen Fuß ein Tuch so klein wie möglich zusammenlegen und mit dem anderen Fuß wieder auseinander legen.

3. Einbeinstand bis zu 30 Sekunden halten und die muskuläre Arbeit des Fußes wahrnehmen. Dann Bein wechseln.

4. Verschiedene kleine Gegenstände liegen auf dem Boden verteilt, z.B. Korken, Murmeln, Buntstifte, Papiertaschentücher, kleine Steine usw. Abwechselnd mit den Zehen des rechten und linken Fußes aufnehmen, hochheben und z.B. in einen Reifen ablegen.

5. Auf dem Boden liegen Geschirrhandtücher. Die Zehen beider Füße stehen an einem Rand des Tuchs. Mit den Zehen das Tuch langsam unter die Füße ziehen und wieder zurückschieben.

6. Auf dem Boden liegen Bälle in verschiedenen Größen, z.B. Jonglierball, Wasserball, Softball, Gymnastikball, Luftballon usw. Die Teilnehmer setzen sich auf den Boden, nehmen die Bälle mit den Füßen auf und geben sie im Kreis weiter.

7. Auf dem Boden liegen Seile oder lange Stücke Paketschnur. Die Aufgabe besteht darin, mit den Füßen aus dem Seil Wörter zu legen, wie z.B. Sommer, Rose, Ferien usw.

8. Einen Bierdeckel auf den Fußrücken legen, das Bein anheben und den Bierdeckel balancieren.

9. Über eine umgedrehte Turnbank balancieren, vorwärts und rückwärts, auch mit halber oder ganzer Körperdrehung.

10. Unter einem großen Tuch oder einer dünnen Decke, verschiedene Gegenstände verstecken, z.B. Sandsäckchen, Reifen, Seile, kleine Bälle, Kegel usw. Mit den Füßen die Gegenstände ertasten und benennen. *Variation*: Mit geschlossenen Augen.

Nicht immer muss ein Parcours aufgebaut werden, es können auch einzelne Übungen aus dem Stationsbetrieb in einen Stundeninhalt mit aufgenommen werden. Die Füße verdienen unsere Aufmerksamkeit.

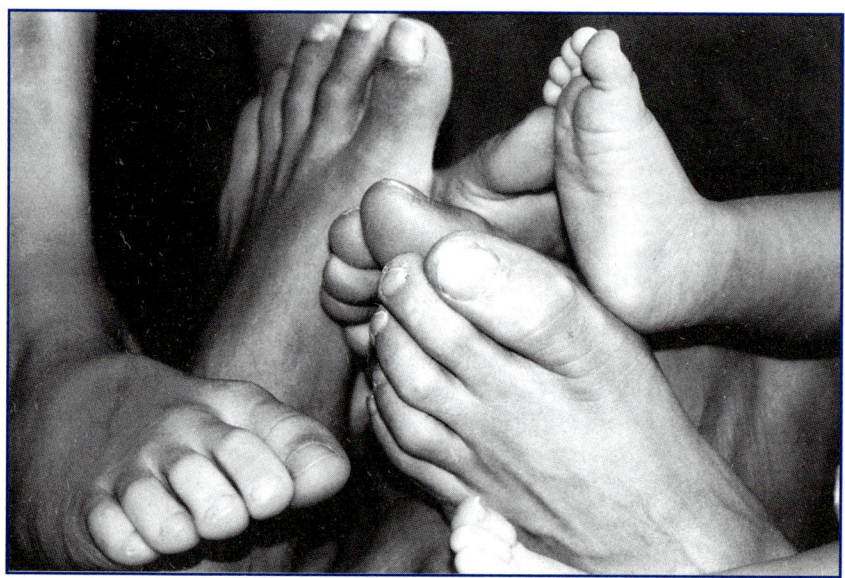

Bild 4: Füße in der Entwicklung

8 Training auf stabiler Unterlage

Allgemeine Hinweise, die Sie beachten sollten:

- Halten Sie Ihren Rücken und Kopf immer gerade.

- Halten Sie Ihre Schultern tief und entspannt.

- Schieben Sie Ihr Brustbein vor und die Schulterblätter zusammen.

- Halten Sie Ihr Becken in der Mittelstellung, indem Sie Ihre Gesäß- und Bauchmuskulatur anspannen.

- Halten Sie Ihre Gelenke leicht gebeugt, um eine Überstreckung zu vermeiden.

- Atmen Sie gleichmäßig, vor allem bei Spannungsübungen.

- Bei statischen (isometrischen) Übungen halten Sie die Spannung etwa 5-15 Sekunden.

- Die dynamischen Übungen können Sie mit 5-30 Wiederholungen durchführen.

- Jede Übung können Sie auf einer Seite mehrmals wiederholen oder im Wechsel rechts und links trainieren.

- Vermeiden Sie ruckartige Bewegungsausführungen.

- Die Pausen gestalten Sie dynamisch, um die Muskulatur zu lockern.

- Die Pausendauer beträgt ca. 10 Sekunden bis 2 Minuten (abhängig von der Übungsintensität).

- Jede Übung können Sie als Steigerung mit geschlossenen Augen durchführen.

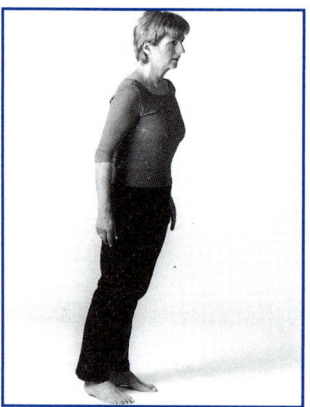

ÜBUNGEN AUF STABILER UNTERLAGE

Übung 1

Stellen Sie sich beckenbreit hin und verlagern Sie Ihren Körper mehrmals nach vorne und hinten, rechts und links, diagonal und beschreiben Sie mit Ihrem Körper Kreise. Kommen Sie vor jedem Richtungswechsel wieder ins Lot.

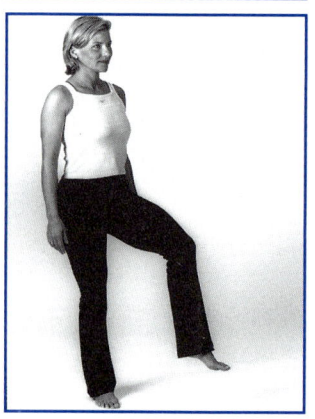

Übung 2

Stellen Sie sich auf eine imaginäre Linie und übergeben Sie den Ball von einer Hand zur anderen, entweder über vorne oder über dem Kopf.

Übung 3

Stellen Sie sich auf ein Bein und versuchen Sie, das Gleichgewicht zu halten.

Variante: Schließen Sie dabei die Augen.

Übung 4

Stellen Sie sich auf ein Bein und versuchen Sie, das Gleichgewicht zu halten, dabei drehen Sie langsam Ihren Kopf nach rechts und links.

Variante: Sie drehen Ihren Kopf nach rechts, schauen dabei nach unten und wandern mit den Augen diagonal nach oben.

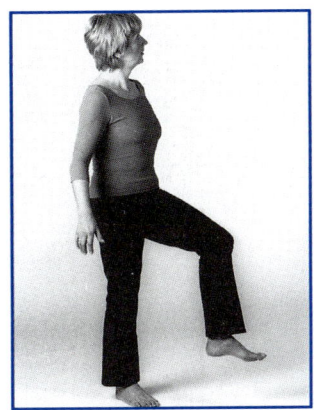

Übung 5

Einbeinstand. Bewegen Sie das Spielbein locker vorwärts und rückwärts und schwingen dabei die Arme.

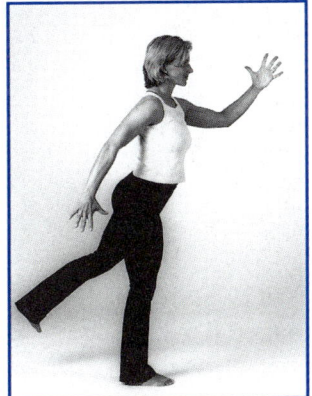

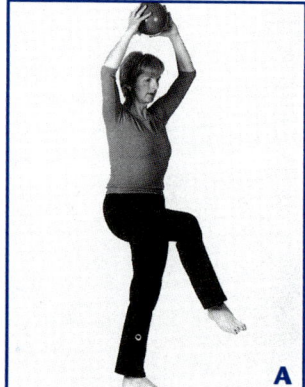

A

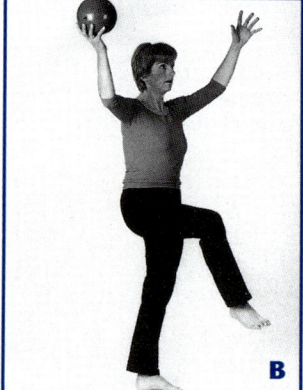

B

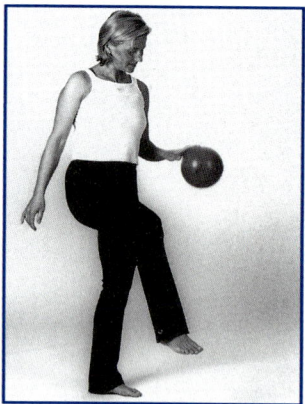

Übung 6
Einbeinstand. Ein Ball wird mehrmals über dem Kopf oder um den Körper oder unter dem Bein von einer Hand zur anderen gegeben.

Variante: Kombination aus diesen drei Bewegungen.

Übung 7
Einbeinstand. Den Ball vor dem Körper im Halbkreis mit rechts, links oder im Wechsel prellen.

Übung 8

Einbeinstand. Mit dem Spielbein einen Ball am Boden in verschiedene Richtungen führen oder Figuren, wie z.B. Dreieck, Viereck, Kreise usw. beschreiben.

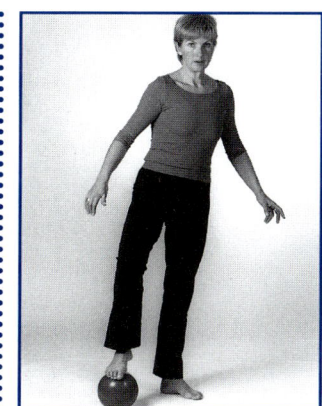

PARTNERÜBUNGEN

Übung 9

Die Partner stehen hintereinander, einer hält die Arme in der U-Halte und der Partner versucht, durch kleine Impulse (Widerstände) an Schultern, Armen und Becken, ihn aus dem Gleichgewicht zu bringen.

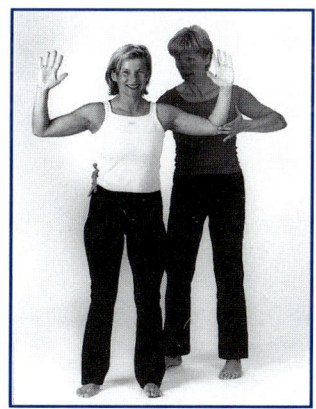

Übung 10

Die Partner stehen sich gegenüber, die Handflächen liegen aneinander und sie versuchen, sich durch Druck der Hände aus dem Gleichgewicht zu bringen.

Variante: Ein Partner lässt plötzlich mit dem Druck der Hände nach.

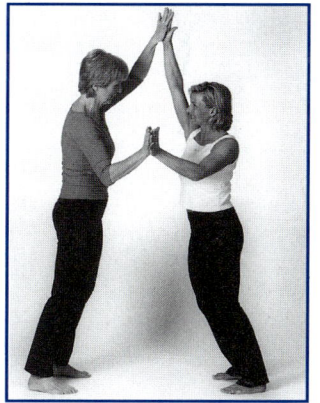

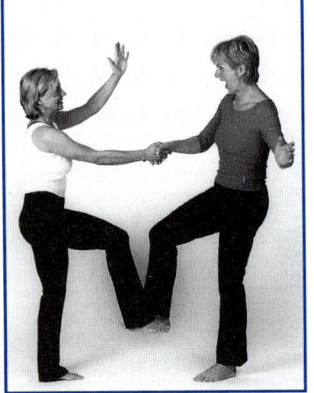

Übung 11

Die Partner stehen auf einem Bein und reichen sich jeweils die rechte Hand. Sie versuchen, sich aus dem Gleichgewicht zu bringen.

Übung 12

Die Partner stehen hintereinander auf einem Bein. Der Vordere beginnt, verschiedene Positionen einzunehmen, die der Partner imitiert.

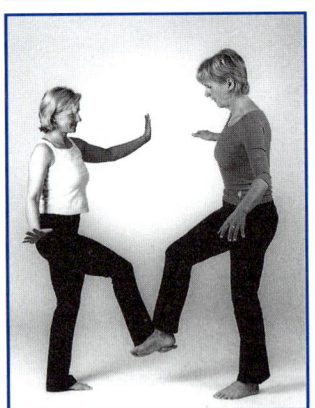

Übung 13

Die Partner stehen sich (z.B. rechtes Bein) im Einbeinstand gegenüber. Mit dem Spielbein (Fußinnen- oder Fußaußenkante) versuchen sie, sich aus dem Gleichgewicht zu bringen.

Übung 14

Eine Person steht auf einem Bein und der Partner versucht, mithilfe eines Physiobands, das um das Becken gelegt ist, durch ungleiches Ziehen, ihn aus dem Gleichgewicht zu bringen.

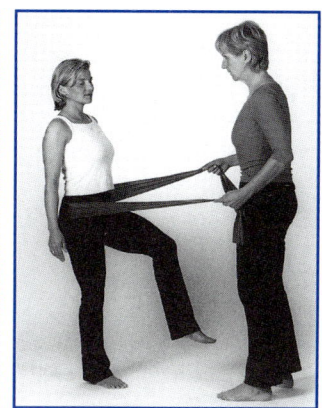

Übung 15

Die Partner stehen sich gegenüber. Person A steht im Einbeinstand und beide halten jeweils das Physioband. Person B bewegt sich um den Partner herum und versucht, durch den unregelmäßigen Zug, ihn aus dem Gleichgewicht zu bringen.

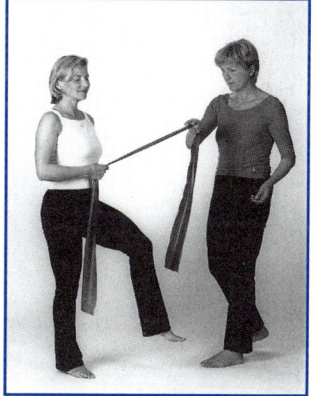

Übung 16

Die Partner stehen sich gegenüber (Einbeinstand) und werfen sich einen Ball aus verschiedenen Richtungen zu.

Varianten: Ball zuprellen, Ball im Wechsel prellen und werfen, zwei Bälle benutzen, zwei unterschiedliche Bälle benutzen.

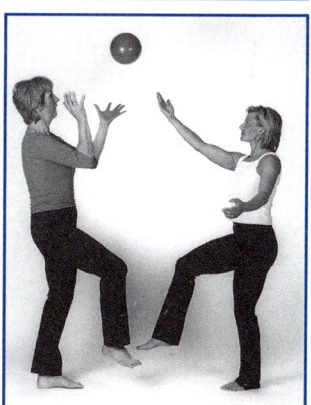

75

Übung 17

Modifizierter Vierfüßlerstand (Stütz auf den Unterarmen): Partner A befindet sich im modifizierten Vierfüßlerstand und hebt dabei beide Knie etwa 5 cm an. Partner B übt Druck mit dem Handballen im Bereich des Schultergürtels und der Hüfte aus. Druck im Rippenbereich kann als unangenehm empfunden werden. Partner A soll gegen diese kleinen Impulse für ca. 30-60 Sekunden Spannung aufbauen und dagegenhalten.

Hinweis: Siehe Übung66 auf instabiler Unterstützungsfläche auf Seite 97.

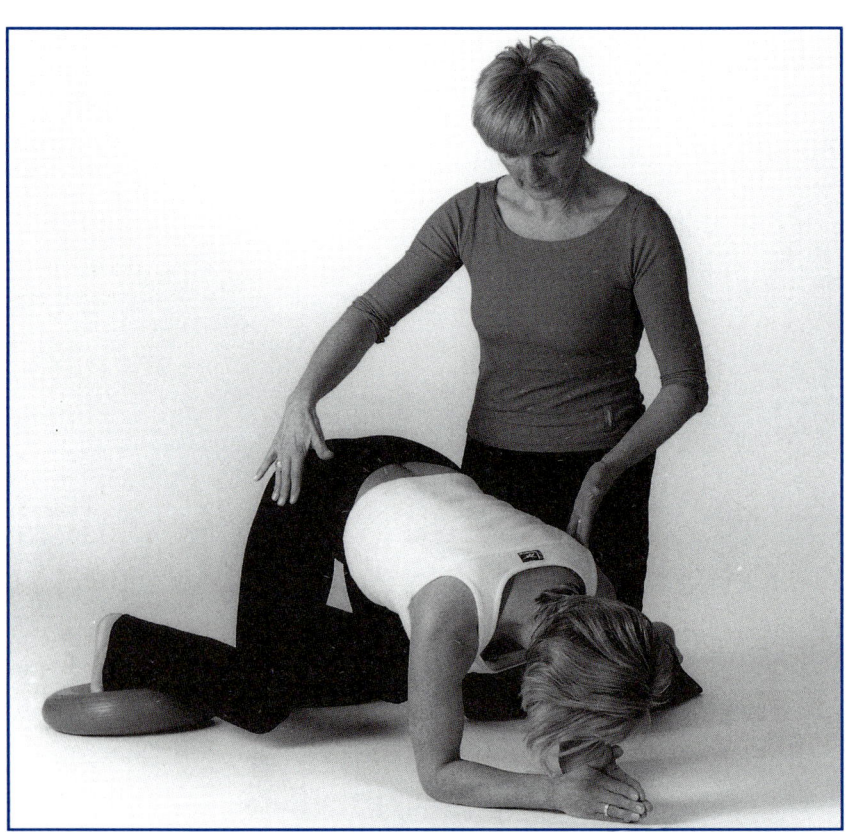

9 Training auf instabiler Unterlage

Allgemeine Hinweise, die Sie beachten sollten:

- Halten Sie Ihren Rücken und Kopf immer gerade.
- Halten Sie Ihre Schultern tief und entspannt.
- Schieben Sie Ihr Brustbein vor und die Schulterblätter zusammen.
- Halten Sie Ihr Becken in der Mittelstellung, indem Sie Ihre Gesäß- und Bauchmuskulatur anspannen.
- Halten Sie Ihre Gelenke leicht gebeugt, um eine Überstreckung zu vermeiden.
- Atmen Sie gleichmäßig, vor allem bei Spannungsübungen.
- Bei statischen (isometrischen) Übungen halten Sie die Spannung etwa 5-15 Sekunden.
- Die dynamischen Übungen können Sie mit 5-30 Wiederholungen. durchführen.
- Jede Übung können Sie auf einer Seite mehrmals wiederholen oder im Wechsel rechts und links trainieren.
- Vermeiden Sie ruckartige Bewegungsausführungen.
- Die Pausen gestalten Sie dynamisch, um die Muskulatur zu lockern.
- Die Pausendauer beträgt ca. 10 Sekunden bis 2 Minuten abhängig von der Übungsintensität.

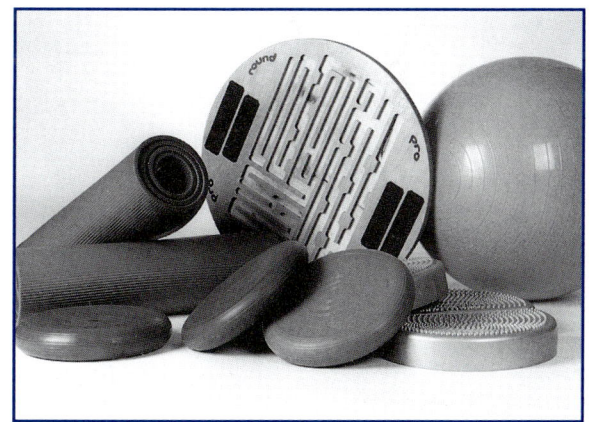

Bild 5: Labile Unterstützungsflächen: zusammengerollte Gymnastikmatten, Labyrinthkreisel, Sitzballkissen, Aero-Step, Pezziball

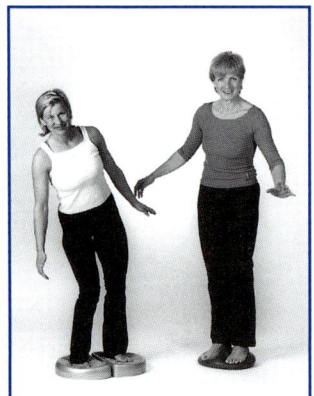

ÜBUNGEN AUF INSTABILER UNTERLAGE

Übung 18
Stand auf instabiler Unterstützungsfläche. Versuchen Sie, die Balance mit offenen oder geschlossem Augen zu halten.

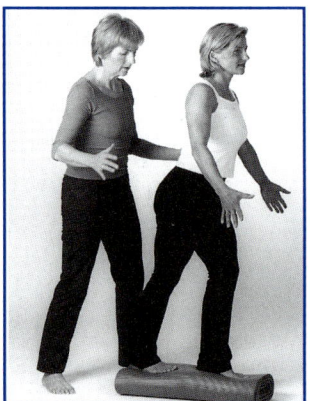

Übung 19
Einbeinstand auf einer zusammengerollten Matte. Strecken Sie das Spielbein nach hinten und ziehen Sie Ihre Arme nach vorne oben.

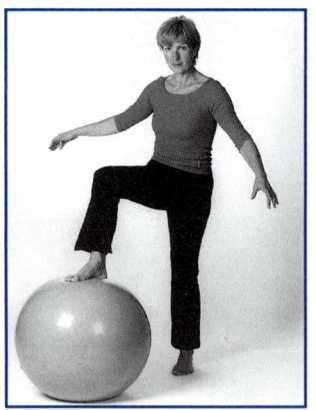

Übung 20
Einbeinstand. Bewegen Sie mit dem Spielbein den Pezziball in verschiedene Richtungen.

Variante: Üben Sie mit dem Fuß Druck gegen den Pezziball aus.

Übung 21

Einbeinstand auf dem Aero-Step. Führen Sie Ihr Bein zur Seite und heben das Knie auf Hüfthöhe an.

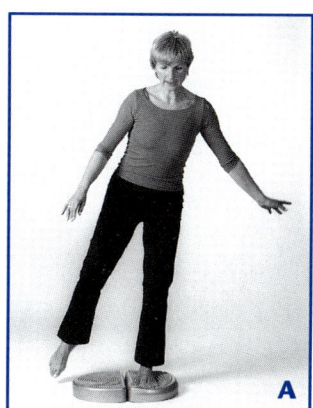

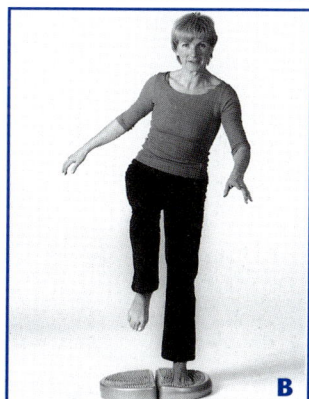

Übung 22

Einbeinstand auf dem Aero-Step. Beschreiben Sie mit dem Spielbein verschiedene Bewegungsrichtungen, z.B. Kreise, Zahlen, Wörter ... .

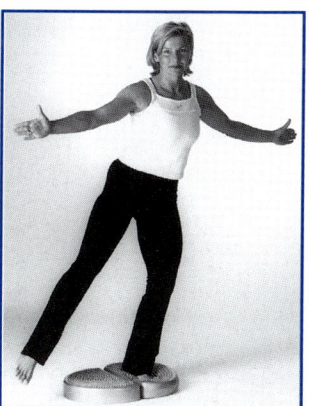

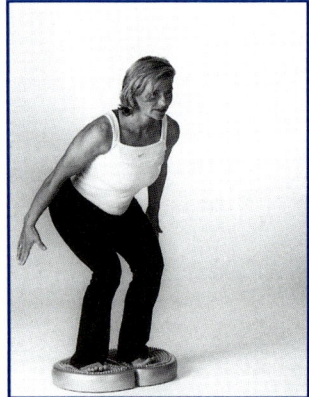

Übung 23
Beidbeiniger Stand auf dem Aero-Step. Führen Sie kleine Kniebeugen mit gestrecktem Rücken aus.

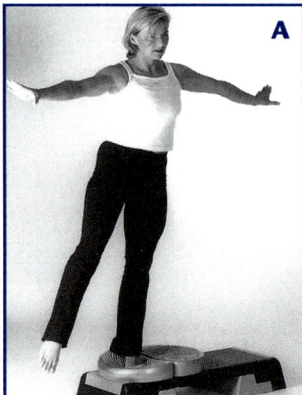

A

Übung 24
Im Stand auf einer erhöhten Unterlage, die labil gepolstert ist (z.B. Aero-Step). Positionieren Sie Ihr linkes Bein seitlich auf dem Step und führen Sie kleine Kniebeugen (bis max. 80°) aus.

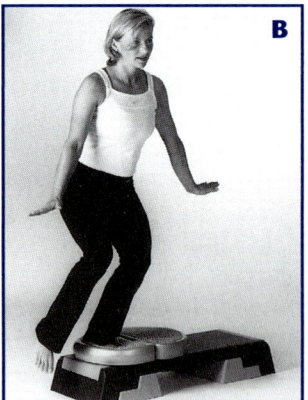

B

Übung 25

Kniestand auf zwei Sitzballkissen. Knien Sie sich auf ein Sitzballkissen, auf das andere stellen Sie Ihren Fuß auf und versuchen Sie, die Balance zu halten.

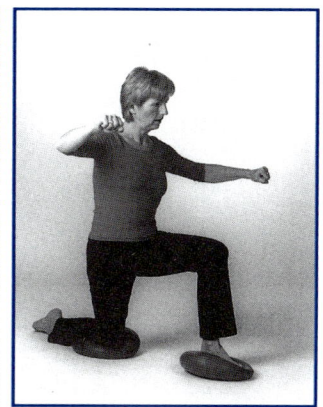

Variante: Nehmen Sie zusätzlich einen Stab, den Sie aus der Horizontalen nach oben führen.

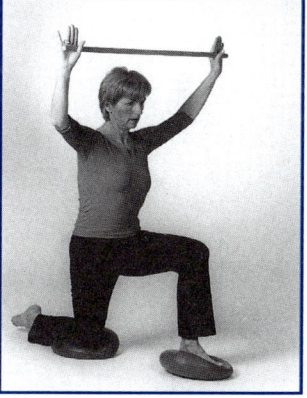

Übung 26

Vierfüßlerstand auf vier Sitzballkissen. Heben Sie den linken Arm und das rechte Bein hoch, bis der Körper eine Linie bildet. Halten Sie die Spannung für einige Sekunden und wechseln Sie die Seite.

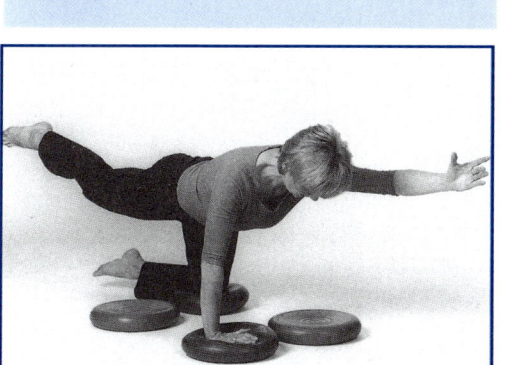

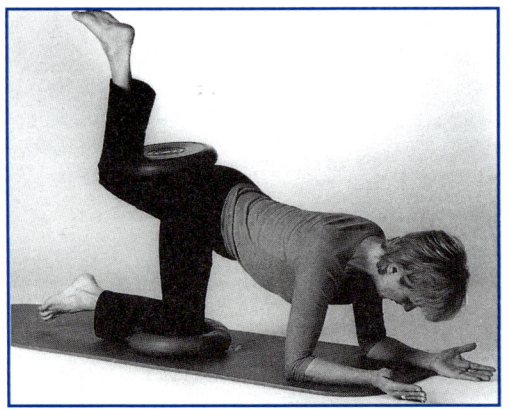

Übung 27

Modifizierter Vierfüßlerstand (Unterarmstütz). Knien Sie sich auf ein Sitzballkissen und heben das andere gebeugte Bein an. Auf die Oberschenkelrückseite positionieren Sie ein zweites Sitzballkissen und bewegen das angehobene Bein einige Zentimeter hoch und tief.

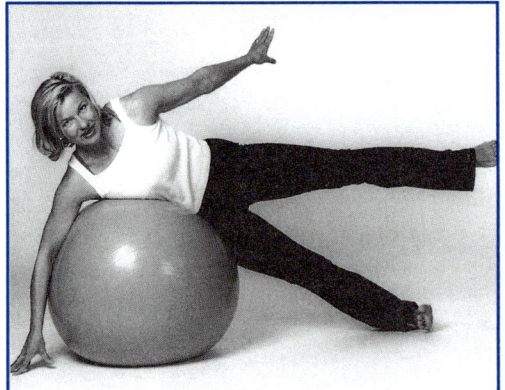

Übung 28

Seitenlage auf dem Pezziball. Mit dem unteren Arm stabilisieren Sie die Positionierung.

Variante: Heben Sie zusätzlich das obere Bein ein wenig an.

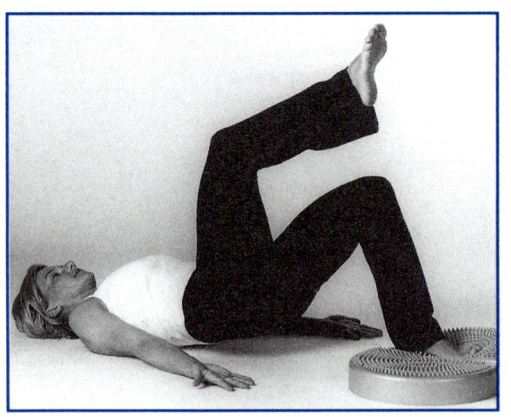

Übung 29

Rückenlage mit aufgestellten Beinen. Stellen Sie beide Beine auf den Aero-Step und heben das Becken an. Ein Bein schieben Sie nach oben Richtung Decke und führen vertikal kleine Bewegungen mit dem Becken aus.

Übung 30

Rückenlage auf dem Aero-Step. Stellen Sie Ihre Beine auf, positionieren die Hände im Nacken und heben den Rumpf ein wenig an. Halten Sie die Spannung einige Sekunden oder trainieren Sie dynamisch indem Sie den geraden Rumpf immer wieder einige Zentimeter auf und ab bewegen.

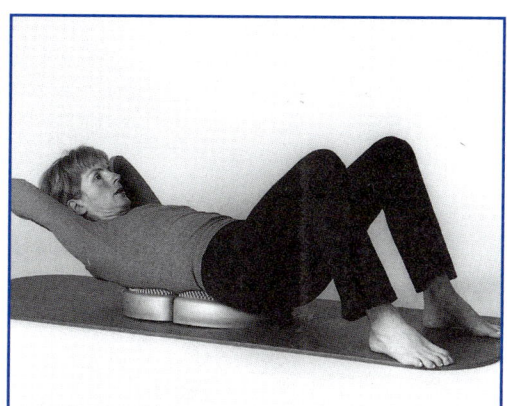

Übung 31

Heben Sie den Oberkörper und ein Bein an und führen dabei diagonal eine Schulter und ein Knie zusammen. Halten Sie die Spannung einige Sekunden oder trainieren Sie dynamisch, indem Sie den geraden Rumpf immer wieder einige Zentimeter diagonal auf und ab bewegen.

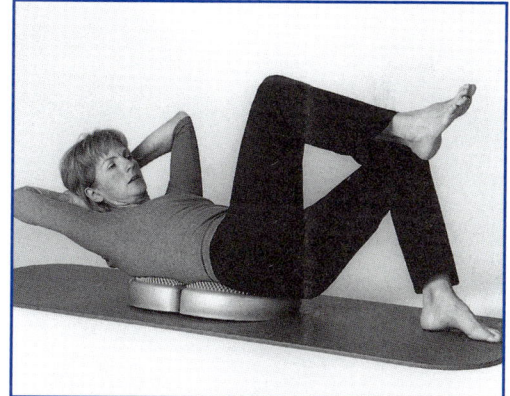

Übung 32

Rückenlage auf dem Pezziball. Stellen Sie Ihre Beine etwa beckenbreit auf und versuchen Sie, die Balance zu halten.

Variante: Heben Sie ein Bein leicht an.

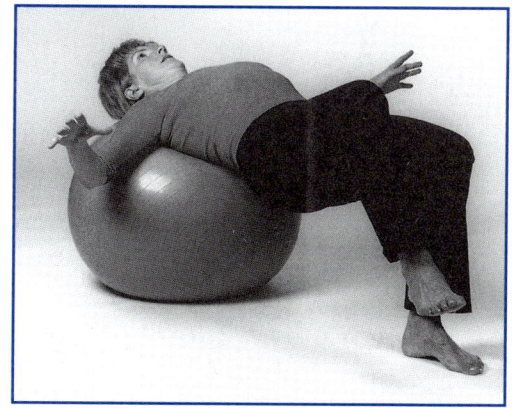

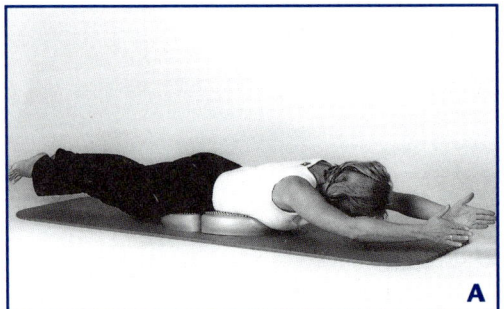

A

Übung 33
Bauchlage auf dem Aero-Step. Heben Sie beide Arme und Beine einige Zentimeter vom Boden an und halten die Balance.

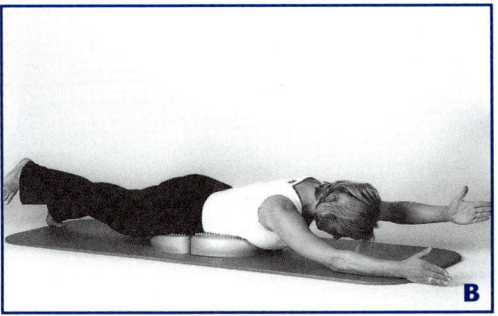

B

Variante: Heben Sie den rechten Arm und das linke Bein ein wenig an.

Variante: Führen Sie kleine hackende Bewegungen mit Armen und Beinen aus.

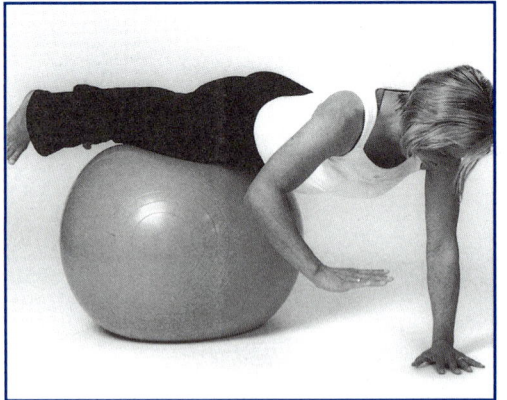

Übung 34
Bauchlage auf dem Pezziball. Rollen Sie bauchwärts nach vorne, bis Sie mit Ihren Armen den Boden erreicht haben. Beide Beine bleiben dabei gestreckt. Heben Sie im Wechsel einmal den rechten und linken Arm leicht vom Boden an.

Übung 35
Bauchlage auf dem Pezziball. Rollen Sie bauchwärts nach vorne, bis Sie mit Ihren Armen den Boden erreicht haben. Mit Ihren Beinen kommen Sie in die Hocke auf dem Ball.

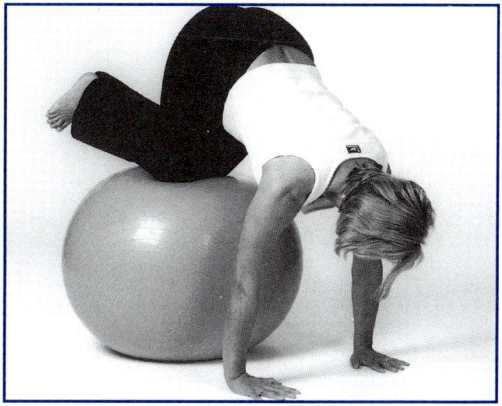

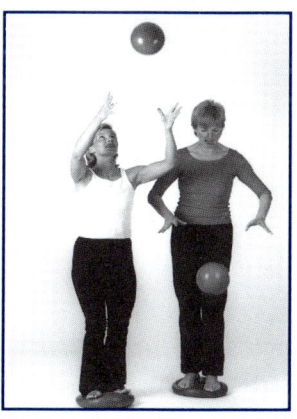

Übung 36
Stand auf instabiler Unterstützungsfläche. Prellen Sie den Ball, z.B. im Rhythmus der Musik.

Variante: Prellen und fangen oder hochwerfen und fangen.

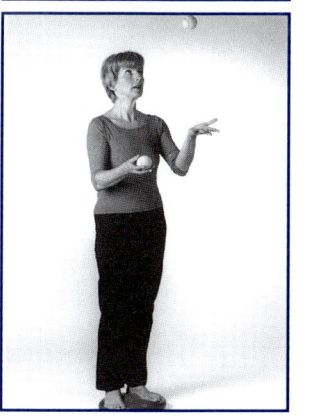

Übung 37
Stand auf instabiler Unterstützungsfläche. Jonglieren Sie mit kleinen Bällen.

85

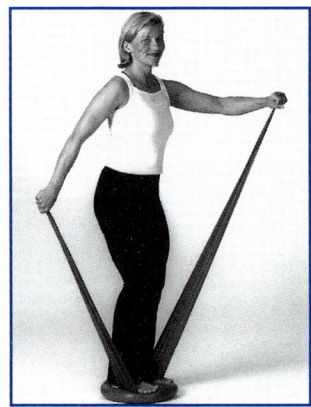

Übung 38

Stand auf instabiler Unterstützungsfläche inklusive Physioband. Fassen Sie beide Enden des Physiobands und ziehen Sie das Band einseitig oder beidseitig nach vorne, zur Seite, nach oben oder in die Diagonale.

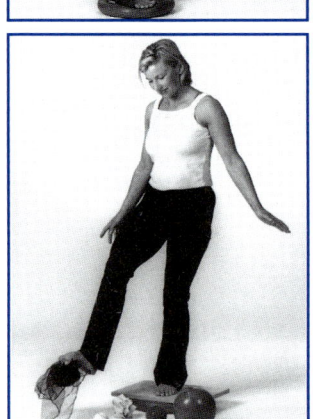

Übung 39

Einbeinstand auf einem Sitzballkissen mit Brett. Heben Sie diverse Kleingegenstände (Papier, Tuch, ...) mit dem Fuß auf und/oder rollen verschiedene Bälle.

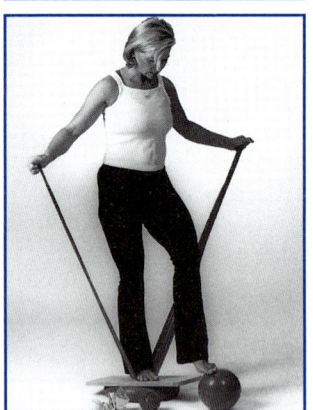

Übung 40

Einbeinstand auf einem Sitzballkissen mit Brett und Physioband. Halten Sie beide Enden eines Physiobands seitlich in Spannung, bewegen dabei einen Ball und/oder heben kleine Gegenstände vom Boden auf.

Übung 41

Einbeinstand auf dem Aero-Step. Stellen Sie sich gerade hin und halten in der rechten und linken Hand unterschiedliche Gegenstände mit ungleichen Gewichten.

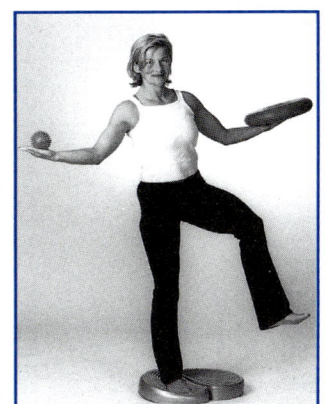

Übung 42

Einbeinstand auf einem Kreisel (z.B. „pro round" Labyrinthkreisel) mit dem Rücken zum Seilzug oder fixiertem Physioband. Das Seil oder Physioband ist an einem Bein fixiert. Bewegen Sie das Spielbein von hinten nach vorne gegen den Widerstand. Verändern Sie das Tempo der Bewegung.

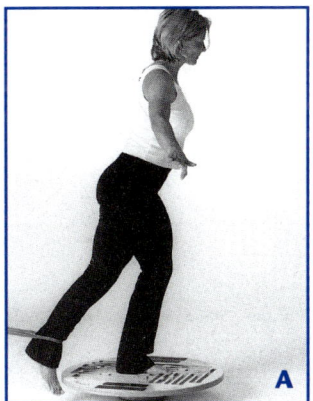

A

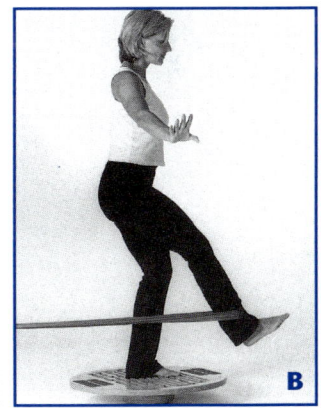

B

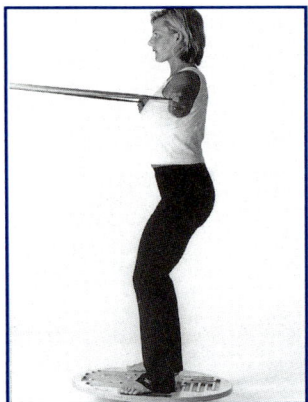

Übung 43

Stand auf einem Kreisel (z.B. „pro round" Labyrinthkreisel) mit dem Gesicht zum Seilzug oder fixiertem Physioband. Ziehen Sie Ihre Arme in Höhe des Schultergürtels nach hinten, sodass Ihre Handrücken nach hinten zeigen. Das Brustbein strecken Sie nach vorne und führen die Schulterblätter zusammen. Halten Sie die Spannung oder wiederholen Sie mehrmals die Armbewegung, ohne jedoch die Spannung im Physioband zu verlieren.

Übung 44

Einbeinstand auf dem Aero-Step. Stützen Sie sich mit beiden Händen auf dem Pezziball, der vor Ihnen liegt.

Variante: Beugen und strecken Sie ein wenig Ihre Ellbogen (kleine Liegestütze).

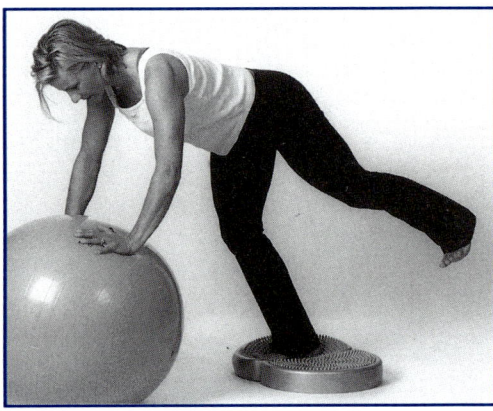

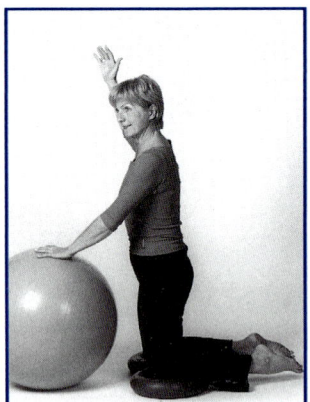

Übung 45

Kniestand auf dem Aero-Step mit Pezziball. Knien Sie sich auf dem Aero-Step und heben Sie Ihre Füße leicht vom Boden an. Üben Sie leichten Druck mit einer Hand gegen den Pezziball aus, den anderen Arm heben Sie an und drehen ihn, so als würden Sie eine Glühbirne reindrehen.

Übung 46

Sitz auf dem Pezziball. Stellen Sie einen Fuß auf ein Sitzballkissen, das vor Ihnen liegt und heben das Spielbein ein wenig an.

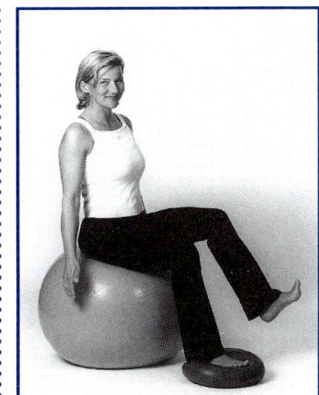

Übung 47

Grätschsitz auf dem Pezziball. Stellen Sie den vorderen Fuß auf ein Sitzballkissen, das vor dem Pezziball liegt und halten Sie die Balance.

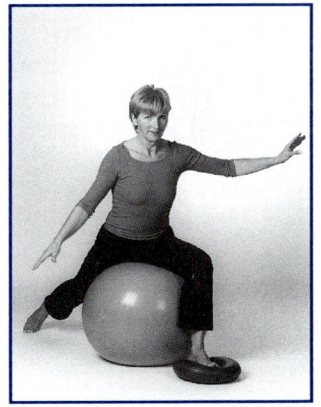

Übung 48

Sitz auf dem Pezziball mit zwei Sitzballkissen. Stellen Sie einen Fuß auf ein Sitzballkissen, das vor Ihnen liegt und heben das Knie des Spielbeins ein wenig an. Drehen Sie dabei Ihren Rumpf, sodass Sie Ihren Ellbogen diagonal zum Knie führen.

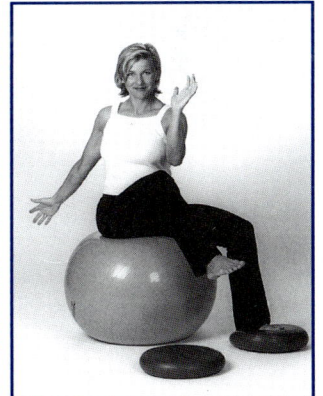

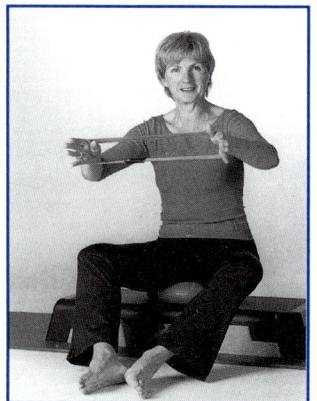

Übung 49

Im Sitzen auf dem Step und dem Sitzball-kissen mit einem geschlossenen Physio-band. Positionieren Sie Ihre Beine be-quem auf dem Boden, richten Sie sich auf, halten Sie das Physioband in Brust-höhe in Spannung.

Variante: Trainieren Sie dynamisch, indem Sie das Physioband auseinander ziehen. Das Band sollte während der Übung in Spannung gehalten werden.

Übung 50

Rückenlage auf drei Sitz-ballkissen. Legen Sie Ihre Beine/Unterschenkel auf den vor Ihnen liegenden Pezziball und heben da-bei einige Zentimeter das Becken an. Ihre Arme legen Sie am Kör-per entlang.
Variante: Heben Sie Ihre Arme an.

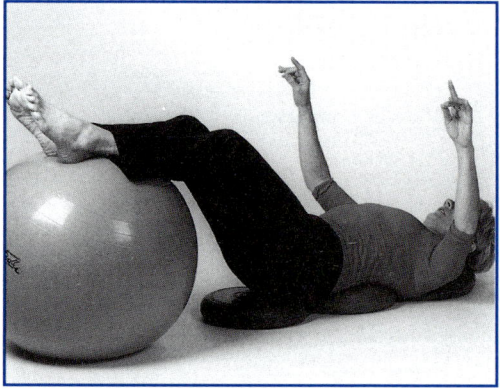

Übung 51

Rückenlage mit dem Pe-zziball auf dem Ballkis-sen. Umfassen Sie mit beiden Unterschenkeln den Pezziball. Strecken Sie Ihre Unterschenkel nach oben Richtung Decke und drücken den Pezziball zusammen. Ihre Lendenwirbelsäule liegt am Boden.

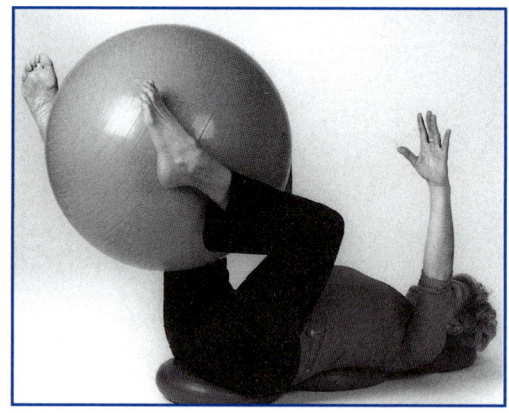

Übung 52

Rückenlage auf einem Step mit Aero-Step und Hanteln. Stellen Sie Ihre Beine auf und führen Ihre leicht gebeugten Arme im Ellbogengelenk zur Seite. Heben und senken Sie Ihre Arme hoch und tief und halten Sie Ihren Kopf angehoben. Nach einigen Wiederholungen (5-30) entspannen Sie sich.

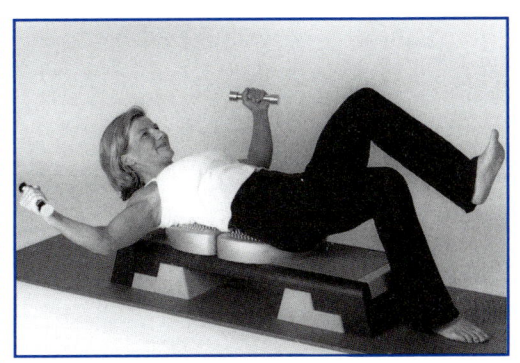

Übung 53

Bauchlage auf dem Aero-Step mit Physioband. Heben Sie einige Zentimeter mit gestreckten Armen das Physioband vom Boden an und halten es einige Sekunden in der Luft.

Variante: Verlagern Sie das Physioband parallel zum Boden nach rechts und links.

Variante: Drehen Sie Ihren Rumpf im Wechsel seitlich hoch, so, als würden Sie unter dem Arm durchschauen wollen.

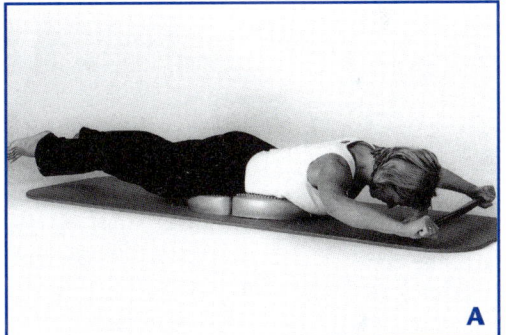

A

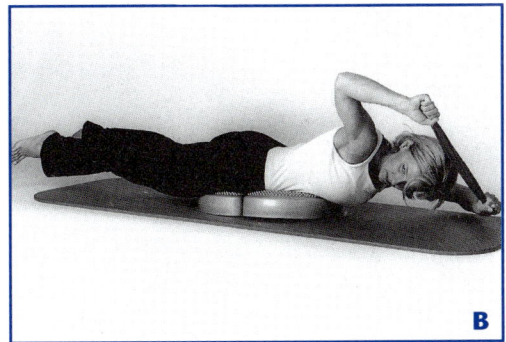

B

91

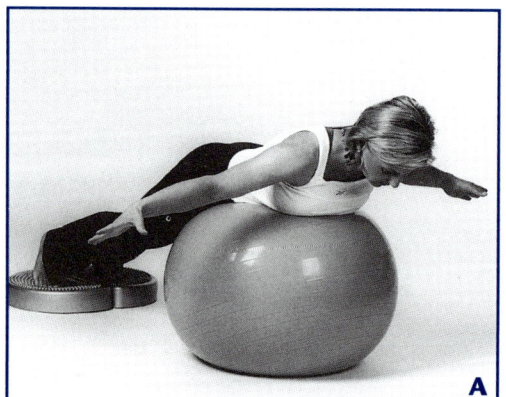

A

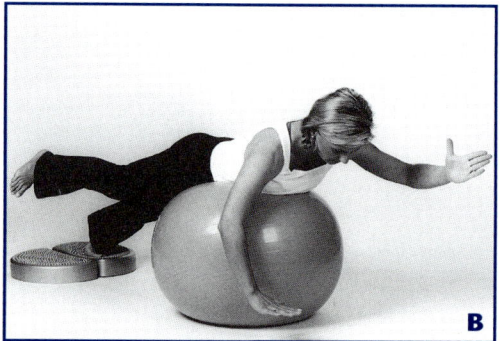

B

Übung 54
Bauchlage auf dem Pezziball mit Aero-Step. Stellen Sie Ihre Füße auf den Aero-Step auf und breiten Sie Ihre Arme seitlich aus.

Variante: Heben Sie Ihren linken Arm und Ihr rechtes Bein leicht an.

• • • • •

Partnerübungen

Übung 55

Schrittstellung auf einer zusammengeroll-ten Matte. Der Partner setzt von hinten Impulse am Bein, Becken, Schultergürtel, … .

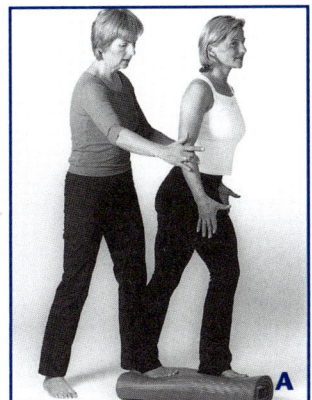

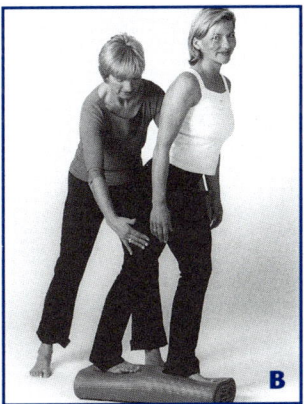

Übung 56

Schrittstellung auf einer zusammengeroll-ten Matte. Der Partner zieht von hinten mithilfe eines Physiobands am Spielbein seines Mitspielers.

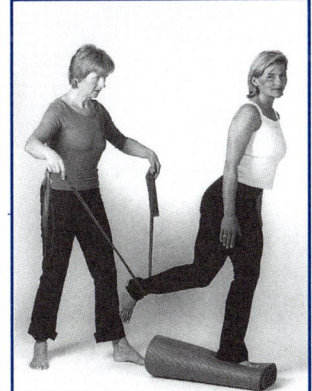

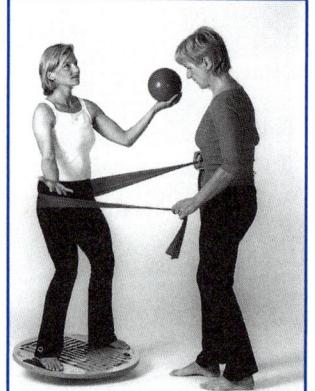

Übung 57

Person A steht auf dem Kreisel. Der Partner zieht mithilfe eines Physiobands, das um das Becken von Person A gelegt ist, in verschiedene Richtungen. Person A übergibt dabei einen Ball von einer Hand zur anderen.

Variante: Ball hochwerfen und wieder fangen.

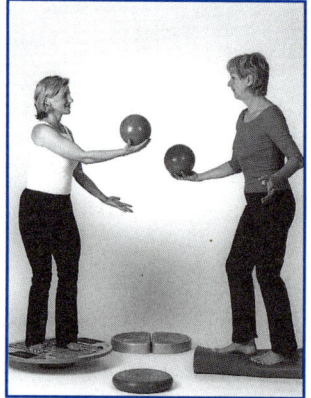

Übung 58

Vier verschiedene instabile Stationen in Kreisaufstellung. Im Uhrzeigersinn werden die Positionen gewechselt.

Variante: Nach jedem Positionswechsel übergeben sich oder werfen sich die Partner einen Ball zu.

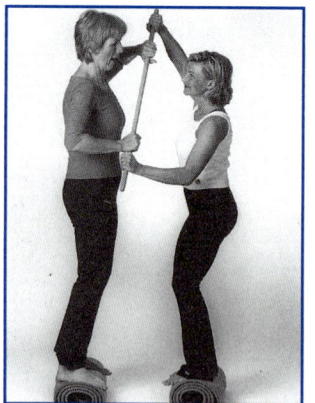

Übung 59

Die Partner stehen sich auf zusammengerollten Matten gegenüber. Beide halten einen Stab, einer dirigiert die Richtung und der anderer reagiert auf die Impulse.

Übung 60

Einbeinstand auf zwei zusammengeroll-ten Matten. Beide Partner halten ein Phy-sioband jeweils in der rechten Hand und ziehen es auseinander.

Variante: Mit der linken Hand üben sie Druck gegeneinander aus.

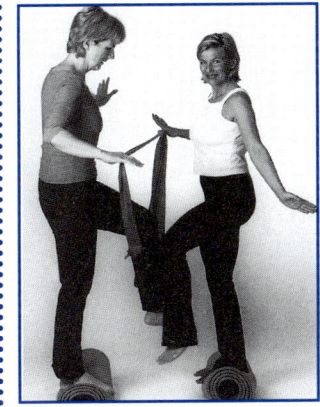

Übung 61

Beide Partner stehen sich jeweils auf einer zusammengerollten Matte gegenüber und halten zwei Physiobänder seitlich mit der Hand fest. Einer oder beide gleichzeitig versuchen, die Physiobänder in diverse Richtungen zu ziehen und somit den Partner aus dem Gleichgewicht zu brin-gen.

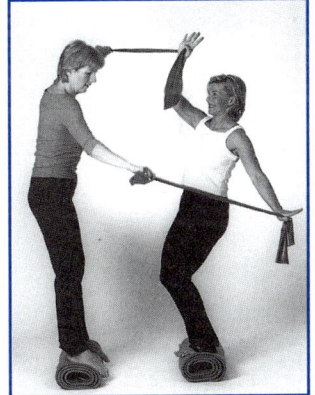

Übung 62

Stand auf dem Aero-Step. Beide Partner stehen sich gegenüber und halten in Kopfhöhe einen Pezziball, gegen den sie Druck ausüben und versuchen, sich dabei aus dem Gleichgewicht zu bringen.

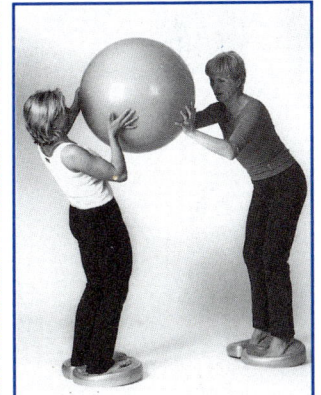

95

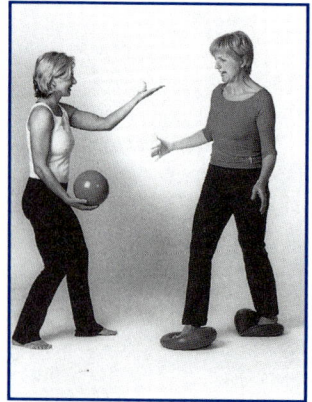

Übung 63
Stand auf zwei Sitzballkissen. Ein Partner steht im Ausfallschritt auf den beiden Sitzballkissen, der Mitspieler wirft ihm einen Ball zu (unterschiedliche Bälle benutzen).

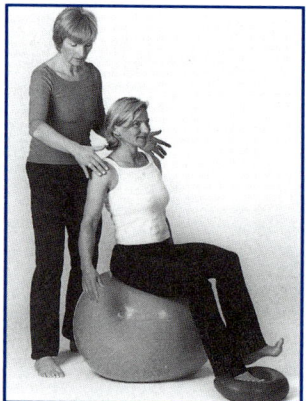

Übung 64
Sitz auf dem Pezziball. Partner A sitzt auf dem Pezziball und stellt einen Fuß auf ein Sitzballkissen. Partner B steht hinter ihm und versucht, ihn durch kleine Impulse im Bereich des Schultergürtels aus dem Gleichgewicht zu bringen.

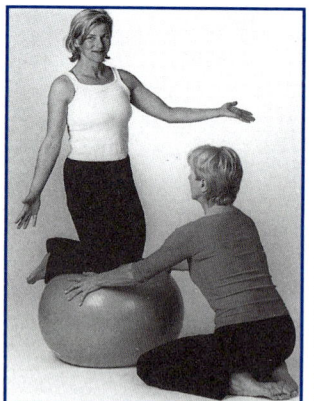

Übung 65
Balancieren auf dem Pezziball. Partner A balanciert im Kniestand auf dem Pezziball, Partner B hält den Ball fest oder verändert die Lage des Balls.

Übung 66

Modifizierter Vierfüßlerstand (Stütz auf den Unterarmen): Partner A befindet sich im modifizierten Vierfüßlerstand, stellt seine Füße auf zwei Sitzballkissen und hebt dabei beide Knie etwa 5 cm an. Partner B übt Druck mit dem Handballen im Bereich des Schultergürtels und der Hüfte aus. Druck im Rippenbereich kann als unangenehm empfunden werden. Partner A soll gegen diese kleinen Impulse für ca. 30-60 Sekunden Spannung aufbauen und dagegenhalten.

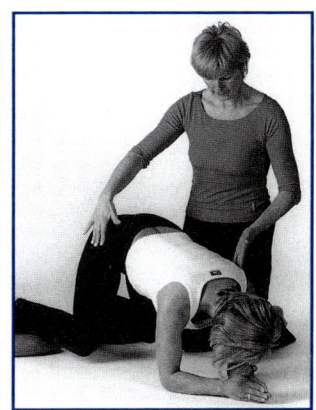

10 Spielformen

10.1 Allgemeines zu Spielen und Spielformen

Es gibt die *Großen Spiele* mit festgesetzten Regeln und Wettkampfcharakter wie Fußball, Handball, Basketball usw. Dagegen sind die *Kleinen Spiele* freie Spiele, bei denen nicht die Perfektion und der Wettkampf im Vordergrund steht, sondern sie sind bestimmt von freudvollen Handlungen, die durch motorische und koordinative Leistung und soziale Aktivität ergänzt werden. Ihre Inhalte sollen zum Mitmachen, zur Spontanität, zum Wohlbefinden und zum Spaßhaben anregen. Auch das Abschalten und die Entspannung nach den Alltagsbelastungen spielt dabei eine große Rolle. Durch die große Auswahl an *Kleinen Spielen* besitzen wir die Möglichkeit, sie flexibel, aber auch in das Stundenbild passend, anzubieten.

Die Bandbreite der Spiele reicht vom:
- Kennlernspiel
- Gemeinschaftsspiel
- Aufwärmspiel
- kooperativen Spiel
- Wettkampfspiel
- zu Spielen der Kondition
- bis zu Spielen der Psycho- und Sensomotorik.

Immer haben die Spiele die Koordination mit ihren Teilaspekten, der Reaktions-, der Orientierungs-, der Differenzierungs-, der Rhythmisierungs-, der Anpassungs- und Umstellungsfähigkeit, der Antizipationsfähigkeit, der Gleichgewichtsfähigkeit und dem Mehrfachhandeln zum Inhalt und helfen, diese Fähigkeiten im Komplex zu entwickeln. Das ist vor allem durch die vielseitigen Bewegungsanforderungen in den *Kleinen Spielen* bedingt, z.B. durch das motorisch schnelle und gezielte Umstellen von einem Spielvorgang auf den anderen und der damit verbundenen Notwendigkeit, unvorhergesehenen, plötzlichen Bewegungsanforderungen zu entsprechen. Zur Weiterentwicklung der koordinativen Fähigkeiten ist auch in den *Kleinen Spielen* ein bestimmter koordinativer Schwierigkeitsgrad erforderlich, in Form von komplexen Bewegungsaufgaben.

Die Variationsmöglichkeit der Spiele ist gegeben:
- durch die Auswahl der Spielgeräte, einerseits gymnastische Handgeräte, andererseits durch den Einsatz von Alltagsmaterialien, wie z.B. Tücher, Zeitungspapier, Joghurtbecher, Bierdeckel, Tischtennisbälle usw.
- durch die Gruppengröße, Spielmöglichkeiten zu zweit, in Kleingruppen, in der ganzen Gruppe.
- durch den Charakter des Spiels, ob miteinander, gegeneinander, als Staffel oder Wettkampf.
- durch festgesetzte Spielregeln, wobei es die Möglichkeit der flexiblen Gestaltung gibt. Zum Beispiel könnte bei älteren Teilnehmern ein Laufspiel durch Gehen ersetzt werden.
- durch die äußeren Bedingungen, wie die Raumgröße, die Raumbeschaffenheit oder auch die Spielfeldgröße im Freien.
- durch verschiedene Spielaufstellungen im Raum oder im Freien.

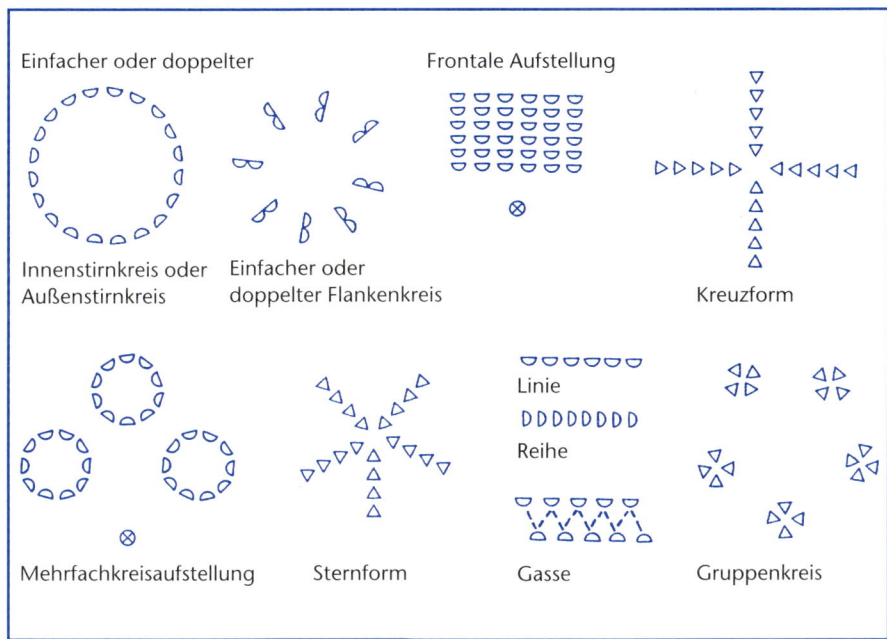

Abb. 13: Verschiedene Spielaufstellungen

Grundsätzlich müssen Unfallgefahren ausgeschaltet werden und die Spiele an die Teilnehmer, je nach Alter und Fähigkeiten, angepasst sein, denn die Motivation ist ein grundlegender Faktor.

Die Aufgabe des Spielleiters besteht darin:
- das passende Spiel auszuwählen.
- den präzisen Spielverlauf zu erklären.
- die benötigten Spielmaterialien zu beschaffen.
- das Spiel im Fluss zu halten.
- bei Problemen lenkend einzugreifen.
- flexibel zu sein, sich an die Bedürfnisse der Teilnehmer anzupassen, um eine gute Atmosphäre zu schaffen.

Die Vermittlung von Spaß und Freude steht beim Spiel im Vordergrund, aber auch die spielerische Unterstützung von motorischen Lernprozessen.

10.2 Spiele zur Schulung der koordinativen Fähigkeiten

Spiele zu zweit und in Kleingruppen zur Förderung der Gleichgewichtsfähigkeit

1. „Standhalten"
Die Partner stehen sich gegenüber und berühren sich mit ihren Handflächen. Nun versuchen sie, sich gegenseitig aus dem Gleichgewicht zu bringen, ohne sich mit anderen Körperteilen zu berühren.
Variante: Die Füße der einzelnen Partner stehen eng beieinander und dürfen nicht bewegt werden.

2. „Gesäß an Gesäß"
Die Partner stehen mit dem Rücken aneinander, d.h. genauer, Gesäß an Gesäß. Als Auftakt wird eins, zwei, drei gezählt und durch sanftes Schubsen versucht, den Partner aus dem Gleichgewicht zu bringen.

3. „Zehenfechterei"

Die Partner stehen sich gegenüber und fassen sich an den Händen. Jeder versucht, dem anderen auf die Zehen zu treten. Wem das dreimal hintereinander gelingt, geht zu einem neuen Partner. Am besten barfuß oder in Socken, damit es nicht zu Verletzungen kommt.

4. „Standort behaupten"

Die Partner stehen sich jeweils in einem Reifen in 2 m Abstand gegenüber und nehmen jeweils ein Seilende in die Hand. Mit dem Startzeichen beginnen die beiden Spieler, das Seil einzuholen, um damit den Partner aus dem Gleichgewicht zu bringen. Dabei kann man das Seil anziehen oder auch plötzlich loslassen. Sobald einer aus dem Reifen tritt, beginnt das Spiel von neuem oder mit einem anderen Partner.
Variante: Stand auf einem Ballkissen oder Kreisel.

5. Standbild

Die Teilnehmer bewegen sich zur Musik durch den Raum. Bei Musikstopp verharren alle für kurze Zeit in ihrer Bewegung und versuchen, das Gleichgewicht zu halten.
Variante: Der Spielleiter gibt Bewegungsanweisungen vor, z.B. Tiere, Stimmungsbilder usw.

6. „Schattenlaufen"

Die Teilnehmer gehen paarweise zusammen. Sie gehen hintereinander durch den Raum, wobei der Partner bestimmte Bewegungen ausführt und der andere versucht, ihm als „Schatten" auf Schritt und Tritt zu folgen.
Variante: Durch plötzliches Stehenbleiben die Position halten.

7. „Dreieckfangen"

Eine Kleingruppe mit vier Personen bilden. Drei Teilnehmer bilden einen Kreis und fassen sich an den Händen, einer davon ist die Zielscheibe. Der vierte Spieler steht außerhalb des Dreiecks und ist der Schütze. Der Schütze versucht nun, die Zielscheibe mit seiner Hand zu treffen, gleichzeitig versuchen die drei Spieler, durch geschicktes Ausweichen, ihn daran zu hindern. Der Schütze darf sich nicht über den Kreis beugen und es genügt nicht, Hände oder Arme der Zielscheibe zu berühren, sondern nur der Rücken gilt die Zielscheibe.

8. „Kontakt"

Alle bewegen sich frei im Raum zur Musik. Bei Musikstopp nennt der Spielleiter zwei Zahlen, die erste Zahl gibt an, wie viele Spieler sich jeweils zu einer Gruppe zusammenschließen sollen, die zweite Zahl gibt an, wie viele Bodenkontakte die Gruppe haben darf.

Zum Beispiel:.„Drei-zwei" bedeutet, dass jede Dreiergruppe nur zwei Bodenkontakte haben darf.

9. „Gordischer Knoten"

Die Teilnehmer stehen Schulter an Schulter im Innenstirnkreis. Alle schließen die Augen und strecken die Arme nach oben. Jeder sucht zwei freie Hände. Danach werden die Augen geöffnet, ohne die Hände voneinander zu lösen. Das Ziel ist das Gewirr ohne Loslassen aufzulösen.

10. „Schlangenknoten"

Die Teilnehmer bilden eine Schlange mit Handfassung. Die Schlange setzt sich in Bewegung und der „Schlangenkopf" beginnt, über die eigene Schlange zu steigen oder unter ihr durchzukriechen, bis ein enger Schlangenknoten entstanden ist. Der „Kopf" nimmt nun das Ende der Schlange in die Hand und die ganze Schlange versucht, den Knoten, ohne Loslassen der Hände, zu entwirren.

11. „Einer zum anderen"

Paarweise im Kreis aufstellen. Die Gruppe beginnt mit einem rhythmischen Klatschen und der Spielleiter ruft die Aufforderung: „Rücken an Rücken", „Knie an Knie", oder z.B. „Kopf an Kopf". Dann ruft der Spielleiter: „Einer zum anderen", und die Gruppe läuft durcheinander und sucht sich einen neuen Partner. Der Spielleiter mischt sich unter die Gruppe und somit bleibt ein anderer Teilnehmer übrig, der nun die Kommandos gibt.

Spiele mit geschlossenen Augen

1. „Aura"

Die Partner stehen sich gegenüber, legen die Handflächen aneinander und schließen die Augen. Nun die Hände sinken lassen und sich mit geschlossenen Augen dreimal im Kreis herumdrehen. Danach versuchen, mit geschlossenen Augen die Hände des Partners wieder zu finden.

2. „Der Baum im Wind"

Eine Kleingruppe bilden mit 5-8 Personen. Die Gruppe bildet einen Kreis, Schulter an Schulter. Ein Teilnehmer steht im Kreis und schließt seine Augen. Die Hände der im Kreis Stehenden bewegen den „Baum" sanft hin und her, dann wechselt der „Baum".

3. „Der Pfahl"

Die Partner stehen Rücken an Rücken im Innen- und Außenstirnkreis. Der Partner im Innenstirnkreis schließt die Augen und die beiden reiben ihre Rücken aneinander. Der Teilnehmer außen wechselt die „Pfähle" und reibt seinen Rücken an anderen „Pfählen". Der „Pfahl" selbst sollte seinen Partner wieder erkennen.

4. „Richtung finden"

Zwei gleich große Gruppen stehen sich in Linie an beiden Hallenseiten gegenüber. Die Teilnehmer der einen Seite fixieren ihr Gegenüber auf der anderen Seite, strecken einen Arm nach vorne aus, schließen die Augen und gehen in diese Richtung sowie versuchen, ihr Gegenüber zu treffen.

5. „Geräusche, Geräusche"

Alle Teilnehmer stehen an einer Seite der Halle und bilden Paare. Die Paare vereinbaren ein Geräusch, an dem sie sich wieder erkennen. Einer bleibt stehen und schließt die Augen, der andere geht entfernt sich ein Stück und beginnt mit dem ausgemachten Geräusch. Bei dem Gewirr von Geräuschen soll der Partner seines herausfiltern und mit geschlossenen Augen in diese Richtung gehen.

6. „Bildhauer"

Die Teilnehmer bilden Dreiergruppen. Einer ist der Künstler, einer das Modell und der Dritte ein Klumpen Ton. Der Künstler und der Ton schließen die Augen, während das Modell die Augen offen hat und eine fantasievolle Pose einnimmt. Die Pose sollte längere Zeit gehalten werden können. Der Künstler tastet das Modell behutsam ab, um die Haltung herauszufinden und formt danach den Klumpen Ton, der dem Modell gleichen soll. Wenn der Künstler damit fertig ist, werden die Augen geöffnet und verglichen.

7. „Roboter"

Die Partner stehen hintereinander, der Vordermann schließt die Augen und der Partner legt seine Hände auf die Schultern. Druck auf die rechte Schulter bedeutet 90°-Drehung nach rechts, Druck auf die linke Schulter 90°-Drehung nach links, Druck mit beiden Händen bedeutet geradeaus gehen und Doppeldruck bedeutet stehen bleiben. Den Partner damit durch den Raum führen. Die Hände bleiben auf den Schultern, oder die Hände werden nur bei Signalgebung auf die Schultern gelegt.

Variante: Dreiergruppe, ein Führer und zwei „Roboter". Die beiden „Roboter" schließen die Augen und halten ihre Arme locker in Vorhalte. Die Signale des „Roboterführers" bleiben gleich, nur müssen jetzt beide „Roboter" bedient werden, wobei der eine langsam geht und der andere schnell.

8. „Tanz der Vampire"

Alle Teilnehmer verteilen sich im Raum, schließen die Augen und nehmen die Arme locker in Vorhalte. Der Spielleiter ernennt heimlich einen der Teilnehmer zum „Vampir", der auch die Augen geschlossen hat. Alle gehen durch den Raum. Sobald der „Vampir" einen Teilnehmer berührt, stößt er einen Schrei aus und der Teilnehmer wird auch zum „Vampir". Geraten im Spielverlauf zwei „Vampire" aneinander, erkennen sie sich am Schrei und werden sofort wieder zu gewöhnlichen Teilnehmern.

9. „Goofie"

Die Teilnehmer stellen sich in einer lockeren Gruppe im Raum auf, schließen die Augen und beginnen umherzuwandern. Einer der Teilnehmer wird vom Spielleiter zum „Goofie" ernannt und darf die Augen öffnen. Wenn zwei Teilnehmer sich treffen schütteln sie sich die Hand und einer fragt: „Goofie?" Kommt vom anderen Teilnehmer ein fragendes „Goofie?" zurück, dann war es „Goofie" nicht. Mit geschlossenen Augen weiter- suchen. Wenn man auf „Goofie" trifft, die Hand schüttelt und „Goofie?" fragt, kommt keine Antwort, besser nochmals nachfragen. Nun hat man „Goofie" gefunden, und darf die Augen öffnen und wird ein Teil von „Goofie", dessen Hand man festhält. Die freien Hände bleiben zum Händeschütteln, wenn Teilnehmer zusammenstoßen. Die Teilnehmer geben keine Antwort wenn sie gefragt werden. So wächst „Goofie" mehr und mehr. „Goofie" kann sich immer nur an seinen Enden verlängern. Wenn ihr also zwei Hände zugleich zu fassen kriegt, so habt ihr „Goofie" irgendwo in der Mitte erwischt. Tastet euch entlang, bis eine freie Hand euch aufnimmt. Wenn auch der Letzte mit „Goofie" vereint ist und die Augen öffnet, dürft ihr jubeln.

10. „Such mich"

Die Spielfeldgröße sollte 10 x 10 m betragen. Die Gruppe verteilt sich beliebig auf dem Spielfeld. Einem Spieler werden die Augen verbunden. Er soll einen anderen finden und ihn abschlagen. Die Mitspieler selbst dürfen sich z.B. niederhocken, mit dem Oberkörper ausweichen oder durch drei schleichende Schritte der Berührung entgehen. Jeder darf aber nur insgesamt drei Ausweichbewegungen machen, auch nur bei größter Gefahr. Wer gefunden wird, löst den Sucher ab.
Variante: Mehrere „Blinde" werden eingesetzt und unter Zeitangabe - z.B. zwei Minuten – wird versucht, so viele Teilnehmer wie möglich abzuschlagen.

11. „Platz suchen"

Mannschaften mit bis zu vier Spielern bilden. Alle Mannschaften sitzen hinter einer Linie. Von dieser aus werden im Abstand von 12-15 m Kreise oder Gassen aufgezeichnet. Nachdem die Spieler die Entfernung abgeschätzt haben, sollen sie den Platz mit geschlossenen Augen erreichen. Wer meint, sein Ziel erreicht zu haben, setzt sich nieder. Auf Kommando machen sich die ersten Spieler einer Mannschaft auf den Weg.
Variante: Erst wenn alle Spieler einer Mannschaft auf Kommando nacheinander ihr Ziel gesucht haben, gehen alle zurück zu ihrem Platz. Mannschaft 1 geht zum Kreis von Mannschaft 3 usw. Alle Mitspieler haben einen Gegenstand in der Hand, der im Kreis abgelegt werden soll.

12. „Blinde Schlange"

Die Teilnehmer fassen sich entweder an den Händen oder stehen hintereinander und halten Schulterfassung und schließen die Augen. Nur der Erste hat die Augen geöffnet und führt die Schlange langsam durch den Raum.

Variante: Barfuß gehen, im Raum sind unterschiedliche Untergründe, wie verschiedene Matten, Teppichreste, Zeitungen, Tücher usw. verteilt.

Spiele mit Bällen

1. „Namen rufen"

Der Spielleiter steht in der Kreismitte, wirft einen Ball in die Höhe und ruft dabei den Namen eines Teilnehmers. Der aufgerufene Teilnehmer versucht, den Ball zu fangen, während der Spielleiter dessen Platz einnimmt. Jetzt ruft der neue Spieler einen Namen auf.

2. „Haltet die Seiten frei"

Die Teilnehmer bilden zwei Gruppen, die sich mit großem Abstand gegenüberstehen. Jeder hat einen Ball in der Hand, am besten einen Softball oder Ähnliches, wegen der Verletzungsgefahr. Auf ein Zeichen werden die Bälle jeweils in die gegnerische Hälfte geworfen. Ziel ist es, so wenig Bälle wie möglich in der eigenen Hälfte zu besitzen. Verloren hat die Gruppe, die nach dem Stoppzeichen die meisten Bälle in ihrer Hälfte hat.

3. „Wettwanderball"

Eine gerade Anzahl von Mitspielern steht in einem größeren Kreis. Es wird auf zwei durchgezählt. Gleiche Nummer bedeutet, in einer Mannschaft zu spielen. Dadurch entstehen innerhalb des großen Kreises zwei gegnerische Kreise. Zwei Bälle werden ins Spiel gebracht, für jede Mannschaft einen, die in vorgegebener Richtung zum nächsten Mitspieler der eigenen Mannschaft weitergespielt werden. Ziel ist es, dass beide Mannschaften versuchen, sich gegenseitig einzuholen. Auf Kommando des Spielleiters wird die Richtung gewechselt.

4. „Chaosball"

Die Gruppe stellt sich im Kreis auf und jeder merkt sich seinen rechten Nachbarn – Bezugsperson. Dann bewegen sich alle zu Musik im Raum. Ein Spieler bekommt einen Ball, den er möglichst schnell seiner Bezugsperson zuwirft, die wiederum den Ball an ihre Bezugsperson weitergibt usw. Nach und nach kommen immer mehr Bälle ins Spiel. Wer einen Ball erhält, muss ihn möglichst schnell stets seiner Bezugsperson zuspielen, außerdem müssen alle immer in Bewegung bleiben.

5. **„Bälle, Bälle, Bälle"**
   a. Kreisaufstellung, alle Arme sind oben. Der Spielleiter beginnt, einen Ball zu werfen, jeder, der den Ball gefangen hat, nimmt die Arme herunter. Jeder muss sich merken, von wem er den Ball bekommen hat und zu wem er den Ball wirft, denn der Spielweg muss während der ganzen Spieldauer immer wieder eingehalten werden. Zum Schluss bekommt der Spielleiter den Ball wieder zurück.
   b. Der Spielweg wird beibehalten, doch geht der Werfer seinem Ball nach es kommt zum Platzwechsel.
   c. Gleichzeitig wird ein kleiner Ball rechtsherum gegeben, immer z.B. zu jedem Dritten.
   d. Gleichzeitig wird ein Pezziball oder z.B. ein Medizinball von einem zum anderen linksherum gegeben.
   e. Gleichzeitig kommt ein Ball ins Spiel, der den Spielweg rückwärts geht.
   f. Gleichzeitig wird ein weiterer Ball ins Spiel gebracht, in einer anderen Farbe, der auf Blickkontakt oder Zuruf laufend von einem zum anderen geworfen wird.

6. **„Warten, hören, laufen"**
   Die Teilnehmer stehen alle an einem Raumende mit dem Rücken zum Raum. Jeder hat einen Ball. Auf Kommando werden die Bälle über den Kopf oder durch die Beine hinter sich geworfen. Erst wenn kein Geräusch mehr von einem rollenden Ball zu hören ist, darf sich jeder herumdrehen und auf dem schnellsten Weg einen Ball holen.

7. **„Fuchs und Eichhörnchen"**
   Die Teilnehmer stehen im Kreis. Insgesamt sind drei Bälle im Spiel, zwei Gleiche als Fuchsbälle und ein kleinerer als Eichhörnchenball. Die Fuchsbälle werden von Spieler zu Spieler weitergegeben, wogegen der Eichhörnchenball mit dem Ruf „Eichhörnchen" quer über den Kreis geworfen werden darf. Ziel ist es, denjenigen Spieler, der gerade den Eichhörnchenball hat, zur selben Zeit mit einem oder beiden Fuchsbällen zu berühren.

8. „Seitenwechsel"

Ein Spielfeld wird durch eine möglichst über Kopfhöhe gespannte Leine aufgeteilt, oder durch eine Markierung auf dem Boden. Alle Spieler stehen auf einer Seite. Die Spieler spielen sich den Ball so zu, dass der Ball nicht den Boden berührt. Sobald ein Spieler den Ball gespielt hat, wechselt er auf die andere Spielfeldseite. Der letzte Spieler einer Seite spielt den Ball über die Schnur ins gegenüberliegende Feld und wechselt ebenfalls die Seite. Das Spiel läuft auf dieser Seite genauso weiter. Ziel ist es, die Seiten so oft wie möglich zu wechseln, ohne dass der Ball zu Boden fällt oder ein Spieler den Ball zweimal hintereinander spielen muss.

Variante: Beim Wechsel der Spielfeldseiten können Handicaps eingebaut werden, z.B. Hindernisse zum Überwinden oder Slalomlauf usw.

9. „Mauerfußball"

Zwei Mannschaften bilden jeweils eine „Mauer", indem sie sich gegenseitig die Hände auf die Schultern legen. Die Mannschaften bzw. „Mauern" bewegen sich frei im Raum, dürfen sich aber nicht voneinander trennen. Ziel des Spiels ist, einen Ball mit dem Fuß durch die gegnerische „Mauer" zu schießen. Eine Mannschaft darf nur dreimal hintereinander den Ball berühren. Erst wenn die andere Mannschaft den Ball berührt hat, darf sie den Ball erneut spielen.

Variante: Das Spiel kann mit mehreren „Mauern" und mit mehreren Bällen gespielt werden.

Ruhige Spiele
1. „Flip-Flop"

Zwei Partner stehen sich gegenüber. Die drei Armhaltungen oder Zeichen sind:

a. Die Hände bilden über den Augenbrauen ein Dreieck.

b. Die Arme bilden einen rechten Winkel, dabei zeigt die rechte Hand nach oben und die linke berührt den rechten Ellbogen.

c. Beide Arme sind vor der Brust überkreuzt.

Einer gibt das Kommando „Flip-Flop", bei dem Wort „Flop" macht er eines von den drei Zeichen. Ziel ist es, sein Gegenüber dazu zu bringen, das gleiche Zeichen zu machen. Waren beide Zeichen verschieden, übernimmt der andere das Kommando.

So geht das hin und her, bis beide das gleiche Zeichen machen. Sieger ist, wer den anderen dazu bringt, dreimal hintereinander das gleiche Zeichen zu machen. Dieses Spiel sollte möglichst schnell gespielt werden und ein Kommando muss sofort auf das nächste folgen.

2. „Yin und Yang"

Alle Teilnehmer sitzen im Kreis und schauen sich an. Der Spielleiter beginnt und legt eine Hand mit ausgestreckten Fingern auf den Kopf und sagt: „Yin". Hat der Spielleiter seine linke Hand auf den Kopf gelegt, dann zeigen seine Finger nach rechts. Das bedeutet, dass der Nachbar zur Rechten als Nächster an der Reihe ist. Hat er seine rechte Hand benutzt, so zeigen die Finger nach links und der Mitspieler zur Linken muss weitermachen. Der nächste Spieler legt eine Hand mit ausgestreckten Fingern unters Kinn und sagt: „Yang". Wieder kommt derjenige an die Reihe, auf den die Finger zeigen. Der dritte Spieler sagt nichts, sondern zeigt auf irgendjemand im Kreis. Derjenige beginnt von neuem, bis ein Teilnehmer eine falsche Bewegung macht oder ein falsches Wort sagt. Er geht aus dem Kreis und bekommt die Aufgabe, als Konzentrationsstörer zu agieren. Er darf alles tun oder sagen, um die anderen zu irritieren, außer, einen Mitspieler berühren, oder ihm die Sicht nehmen. Das geht so weiter, bis nur noch drei Teilnehmer übrig sind. Sie sind die Gewinner.

3. „Elefant, Palme, Affe"

Die Teilnehmer stehen im Innenstirnkreis. Jeweils werden „Elefant", „Palme" und „Affe" von je drei Teilnehmern dargestellt, die nebeneinander stehen. Beim „Elefanten" macht einer den Rüssel und die anderen die Ohren. Die „Palme" hat einen langen Stamm, der sich zum Himmel reckt und zwei schwingende Palmzweige. Die „Affen" treten zu dritt auf mit der klassischen Variante, nicht hören, nicht sehen, nicht sprechen. Ein Teilnehmer steht im Kreis, dreht sich mit ausgestrecktem Arm, bleibt plötzlich stehen und ruft eine der drei Rollen auf. Z.B. „Affe", der Spieler, auf den er zeigt, legt augenblicklich die Hände vor die Augen und seine Nachbarn vervollständigen das Bild. Alle drei müssen in der richtigen Pose sein, also schnell reagieren, bevor der Teilnehmer im Kreis andere Posen ansagt. Wer eine falsche Haltung einnimmt oder zu langsam ist, wird der Kreisdeuter in der nächsten Runde.

109

4. „Schnell an Ort und Stelle"

Die Teilnehmer werden durch vier geteilt und stellen sich Schulter an Schulter im Viereck auf. Der Spielleiter steht in der Mitte des Vierecks und schaut intensiv ein Team an.

Die Teammitglieder selbst müssen sich Folgendes genau einprägen: die Reihenfolge ihres Teams und den Standort des Teams in Bezug zum Spielleiter in der Mitte. Ein Team kann entweder vor ihm, hinter ihm, zu seiner Rechten oder zu seiner Linken stehen. Wenn alle wissen, wo sie sind, dreht sich der Spielleiter ein paarmal um, bleibt dann stehen und ruft: „An Ort und Stelle." Das ist das Signal für alle vier Teams, sich wieder in ihrer ursprünglichen Formation aufzustellen, also im gleichen Winkel zum im Kreis Stehenden und zwischen denselben Nachbarn in der Reihe. Jeder kann sich den schnellsten Weg suchen, aber möglichst ohne Zusammenstöße. Sobald ein Team das geschafft hat, heben die Teilnehmer ihre Hände und rufen: „Schnell an Ort und Stelle".

Bunter Spielemix
1. „Obstsalat"

In Kreisaufstellung pro Teilnehmer einen Reifen. Die Spieler stehen im Reifen. Der Spielleiter steht in der Kreismitte und zählt 1, 2, 3 durch. Die Spieler mit der Zahl 1 sind z.B. „Kirschen", die mit der 2 „Bananen", die mit der 3 „Kiwis". Der Spielleiter ruft z.B. „Kiwis", dann verlassen die Genannten ihren Reifen und wechseln ihre Plätze, einschließlich des Spielleiters. Der Übriggebliebene ist der nächste Ausrufer. Wird „Obstsalat" gerufen, wechseln alle ihre Plätze.

2. „Fliegender Holländer"

Kreisaufstellung mit Handfassung, bis auf zwei Teilnehmer. Die beiden sind das Geisterschiff, das Hand in Hand auf der Suche nach einem Hafen an der Außenseite des Kreises entlanggeht. Haben sie eine Stelle gefunden, trennen sie die Hände zweier Spieler, müssen aber den Kreis nochmals umrunden. Gleichzeitig nehmen sich die zwei getrennten Spieler wieder an den Händen und laufen in entgegengesetzter Richtung an der Außenseite des Kreises entlang. Sie müssen versuchen, vor dem Geisterschiff den Hafen zu erreichen. Das Paar, das zuerst im Hafen einläuft, schließt den Kreis. Das andere Paar muss sich dann auf die Suche nach einem Hafen machen.

Variante: Verschiedene Gangarten, wie hüpfend, rückwärts usw.

3. „Drachenschwanzjagen"

Etwa 8-10 Spieler stellen sich hintereinander und fassen sich um die Taille. Der Letzte in der Reihe steckt sich hinten ein Tuch in den Hosenbund. Mit dem Startzeichen beginnt der „Drache", seinem Schwanz nachzujagen, d.h., der vorderste Spieler versucht, das Tuch am Schwanzende zu erwischen. Schwierig wird es dadurch, dass die vorderen und die hinteren Spieler gegeneinander kämpfen und die Spieler in der Mitte nicht wissen, auf welche Seite sie sich schlagen sollen. Gelingt es dem Kopf, das Tuch zu fassen, steckt er es sich in den Hosenbund und wird zum Schwanzende.

4. „Eiland"

Auf dem Boden liegen einige Frisbees und die Teilnehmer verteilen sich im Raum. Der Spielleiter ruft: „Eiland" und alle laufen los, um ein Frisbee zu berühren. Wer dabei der Letzte ist, scheidet aus, aber nicht nur derjenige, sondern alle, die sich beim Versuch, an die Scheibe heranzukommen, berührt haben. Je weniger Teilnehmer es werden, desto weniger Frisbeescheiben.

5. „Einhakfangen"

Partnerweise zusammengehen und sich einhaken. Zusätzlich ein Jäger und ein Gejagter. Die Paare gehen durch den Raum, während der Jäger den Gejagten zu fangen versucht. Der Gejagte hat die Möglichkeit, sich bei einem Paar einzuhaken und somit wird der außen Stehende zum Gejagten, oder der außen Stehende wird zum Jäger.

6. „Rangierbahnhof"

Eine Variation des Spiels „Einhakfangen". Die Teilnehmer bilden „Züge", jeder besteht aus einer „Lokomotive" und drei oder vier „Anhängern", die sich an den Hüften halten. Es sollten mindestens drei „Züge" sein. Zusätzlich noch zwei Spieler, der eine ist der „Rangierer", der andere ist der „Bremswagen." Der „Rangierer" versucht, den „Bremswagen" zu berühren. Bevor das passiert, kann sich der „Bremswagen" an einen „Zug" anhängen, wobei die „Züge" probieren, durch Ausweichen das zu verhindern. Klinkt sich der „Bremswagen" hinten an einem „Zug" ein, wird sofort die „Lokomotive" zum „Bremswagen", oder zum „Rangierer."

7. „Virus"

Ein Spieler ist der „Virus" und die anderen die „weißen Blutkörperchen". Der „Virus" hat einen Schaumstoffball in der Hand und macht Jagd auf die „weißen Blutkörperchen". Wenn eines mit dem Ball berührt wird, erstarrt es an Ort und Stelle. Es wird befreit, wenn zwei „weiße Blutkörperchen" es in die Mitte nehmen, in einem geschlossenen Kreis und „Kampf dem Virus" rufen. Nur befreite „Blutkörperchen" dürfen sich zu zweit an den Händen nehmen, nach dem Motto: „Gemeinsam sind wir stark". Wenn noch zwei weitere befreite „Blutkörperchen" dazukommen, geht es dem „Virus" an den Kragen. Wenn vier von ihnen den „Virus" im geschlossenen Kreis umzingeln und: „Gesund, gesund" rufen, hat er ausgespielt.

8. „Sanitäterspiel"

Die Teilnehmer verteilen sich im Raum. Auf dem Boden liegen mehrere Matten verteilt. Je nach Anzahl der Teilnehmer ein oder mehrere Fänger. Sobald ein Spieler vom Fänger berührt worden ist, ruft dieser laut: „Sanitäter". Jetzt dürfen zwei, noch nicht abgeschlagene Mitspieler den Rufer zu einer Matte führen, wo er gepflegt wird und anschließend wieder mitspielen darf. Während der Rettung dürfen der Verletzte und die Sanitäter nicht angegriffen werden.

9. „Der Drachen schützt seine Beute"

Die Teilnehmer bilden einen Kreis. Im Kreis befindet sich ein Mitspieler, der den „Drachen" spielt, und ein Tuch, das den Schatz darstellt. Die im Kreis Stehenden versuchen, den Schatz zu stehlen, ohne dabei erwischt zu werden. Der „Drache" darf sich von seinem Platz so weit entfernen, wie er es wagt. Sobald er einen Schatzräuber berührt, bleibt dieser an Ort und Stelle stehen und darf sich nicht mehr bewegen. Sobald der Schatz von einem Teilnehmer geraubt wurde, wird dieser zum „Drachen".

Spiele sollen Spaß bringen und dürfen keinen Zwang für die Teilnehmer darstellen. Sie sind immer einsetzbar, je nach Stundenbild, am Anfang, auch zwischendurch oder als Abrundung zum Ende einer Übungseinheit. Die hier aufgeführten Spiele können im Kinder- und Jugendbereich sowie bei allen anderen Altersgruppen flexibel Verwendung finden, indem für die spezifischen Gruppen die Spiele auch verändert werden können. Vor allem sollten die Faktoren Alter, Belastbarkeit, Spiel- und Bewegungserfahrung bei der Auswahl in Betracht gezogen werden.

Ein wesentlicher Teil bei allen Spielen ist die Koordination mit allen Aspekten und die Kooperation untereinander, d.h., das Miteinander, nicht das Gegeneinander.

11 Testdurchführung zur Propriozeption

Es handelt sich hierbei um ein Testverfahren, das sich in einen Eingangstest und einen Ausgangstest gliedert. Zwischen beiden Tests sollten 3-4 Monate liegen, damit die Testpersonen eine Veränderung spürbar erleben. In dieser Zeitspanne sollte die Gleichgewichtsfähigkeit im Besonderen und die Koordination allgemein geschult werden. Alle Aufgaben führt man ohne Schuhe durch.

TEST: Aufgabe Nr. 1 „Standfest"
Der Schwierigkeitsgrad steigt an, sie sollten in der hier genannten Reihenfolge ausgetestet werden und mit Punktzahlen von 1, 2 oder 3 beurteilt werden.

Punktzahl:
3 = ruhiger Stand, 2 = unruhiger Stand, 1 = ein Ausfallschritt zur Sicherheit ist notwendig. Wenn eine Übung mit einem Punkt bewertet wird, entfallen automatisch alle folgenden, schwierigeren Übungen.

	Eingang	Ausgang
1. Stand beidbeinig > gestreckte Beine		
> verschränkte Arme		
2. Stand beidbeinig > gestreckte Beine		
> verschränkte Arme		
> geschlossene Augen		
3. Stand beidbeinig > verschränkte Arme		
> offene Augen		
> eine Drehung nach rechts oder links		
4. Stand beidbeinig > verschränkte Arme		
> eine Drehung nach rechts oder links		
> danach Augen schließen		

Einbeinstand, dabei ist der Fuß des Spielbeins auf Knöchelhöhe des Standbeins.

		Eingang		Ausgang	
		rechts	links	rechts	links
5. Einbeinstand	> offene Augen				
	> verschränkte Arme				
6. Einbeinstand	> verschränkte Arme				
	> offene Augen				
	> eine Drehung rechts und links				
7. Einbeinstand	> geschlossene Augen				
	> Arme seitlich				
8. Einbeinstand	> geschlossene Augen				
	> verschränkte Arme				
9. Einbeinstand	> Arme seitlich				
	> eine Drehung rechts und links				
	> anschließend Augen schließen				
10. Einbeinstand	> verschränkte Arme				
	> eine Drehung rechts und links				
	> anschließend Augen schließen				
Summe der Übungen von 1-10.					

TEST: Aufgabe Nr. 2 „Der Balancierkünstler"
Es soll Fuß vor Fuß über eine vorgegebene Strecke balanciert werden, unter unterschiedlichen Bedingungen – Linie, vorwärts, rückwärts.

Punktzahl:
3 = ruhiger Stand, 2 = unruhiger Stand, 1 = ein Ausfallschritt zur Sicherheit ist notwendig.

---

1. Vorwärts balancieren über eine Linie von 10 m Länge und 4,5 cm Breite

a) Arme in Seithalte
Eingang: Haltungsbewertung......... Ausgang: Haltungsbewertung.......
      Ausfallschritt   ....   Ausfallschritt   ....

b) Arme verschränkt vor dem Körper
Eingang: Haltungsbewertung......... Ausgang: Haltungsbewertung.......
      Ausfallschritt   ....   Ausfallschritt   ....

---

2. Rückwärts balancieren über eine Linie von 5 m Länge und 4,5 cm Breite

a) Arme in Seithalte
Eingang: Haltungsbewertung......... Ausgang: Haltungsbewertung.......
      Ausfallschritt   ....   Ausfallschritt   ....

b) Arme verschränkt vor dem Körper
Eingang: Haltungsbewertung......... Ausgang: Haltungsbewertung.......
      Ausfallschritt   ....   Ausfallschritt   ....

---

3. Vorwärts balancieren, nach ca. 5 m einen Ball fangen, aus einer Entfernung von 4 m

Eingang: Haltungsbewertung......... Ausgang: Haltungsbewertung.......
      Ausfallschritt   ....   Ausfallschritt   ....
      Ball fangen   ....   Ball fangen   ....

TEST: Aufgabe Nr. 3 „Zufassen"

Die ausgestreckte Hand der Testperson liegt am Stab. Der Partner hält den Stab senkrecht und löst ihn plötzlich. Die Testperson soll möglichst schnell zufassen. Die Zeigefingerstellung nach dem Zufassen bestimmt den erreichten Stab – Skalenwert von 0-8 und wird als Ergebnis festgehalten. Die Markierungen am Stab in 10-cm-Abschnitte einteilen, von unten nach oben.

Ausgangsstellung: > auf einem Stuhl sitzend
- Der Unterarm liegt auf der Armlehne.
- Alle Finger sind ausgestreckt, der Daumen zeigt nach oben.
- Der Zeigefinger liegt unterhalb der 0-Marke.
- Der Arm hängt an der Körperseite.

Eingang			Ausgang		
rechts		links	rechts		links
	8			8	
	7			7	
	6			6	
	5			5	
	4			4	
	3			3	
	2			2	
	1			1	
	0			0	
Summe:			Summe:		

Es gibt insgesamt fünf Versuche, davon wird der beste und der schlechteste weggestrichen und aus den drei übrigen Versuchen der Mittelwert errechnet.

TEST: Aufgabe Nr. 4 „ Fliegende Fingerspitzen"

Auf dem Stuhl sitzend sollen, bei seitlich ausgestreckten Armen, die Zeigefingerspitzen vor dem Körper zusammengebracht werden. Bei Berührung gibt es einen Punkt.

Zum Einüben drei Versuche mit geöffneten Augen.

Mit geschlossenen Augen:

a) Fünf Versuche ohne Zeitdruck.

b) Fünf Versuche unter Zeitdruck – einmal berühren pro Sekunde.

Eingang	a	b	Ausgang	a	b
1. Versuch			**1.** Versuch		
2. Versuch			**2.** Versuch		
3. Versuch			**3.** Versuch		
4. Versuch			**4.** Versuch		
5. Versuch...............................			**5.** Versuch		
Summe:			Summe:		

TEST: Aufgabe Nr. 5 „Springball"

Ein Ball wird von der Testperson beidhändig und über dem Kopf gegen eine 4 m entfernte Wand geworfen, sodass der zurückspringende Ball auf den Boden prellt und gefangen werden kann.

Wie viele Treffer werden bei zehn Versuchen erreicht?

Eingang	Ausgang
a) Im Stehen...............................	**a)** ....
b) Im Sitzen	**b)** ....
c) Im Einbeinstand rechts...............	**c)** ....
d) Im Einbeinstand links	**d)** ....
Summe der Treffer:	

TEST: Aufgabe Nr. 6 „Ein- und Aussteiger"

Die Testperson steigt vorwärts in einen in 50 cm Höhe gehaltenen Gymnastikreifen, dreht sich um 360° und verlässt den Reifen rückwärts. Gegebenenfalls beim Rückwärtsaussteigen Hilfestellung geben. Die Höhe des Reifens kann nach oben verändert werden. Die Testperson hat drei Versuche, zur Bewertung Durchschnittsergebnis ankreuzen.

	Eingang		Ausgang	
	Einstieg	Ausstieg	Einstieg	Ausstieg
Fließende Bewegungen Mühsam				
Aufrechte Körperhaltung Ausweichbewegungen				
Ohne Berührung des Reifens Mit Berührung des Reifens				
Weiches Abfangen Hartes Abfangen				

Test: Aufgabe Nr. 7 „Der Ball rollt"

Zwei Personen sitzen sich auf dem Boden in 4 -5 m Abstand gegenüber (Grätschsitz) und rollen sich einen Ball zu, hin und her. Die Testperson steht seitlich und versucht, den rollenden Ball mit einem weiteren Ball zu treffen.

	Eingang	Ausgang
Fünf Versuche mit der rechten Hand		
rollend von rechts		
rollend von links		
Fünf Versuche mit der linken Hand		
rollend von rechts		
rollend von links		
Anzahl der Treffer mit rechter Wurfhand		
Wurf von oben rechts		
Wurf von oben links		
Anzahl der Treffer mit linker Wurfhand		
Wurf von oben rechts		
Wurf von oben links		

TEST: Aufgabe Nr. 8 „Der Skilanglauf"

Aus verschiedenen Aufgabenstellungen soll das Bewegungsbild des Skilanglaufs erarbeitet werden. Die Bewegungsausführungen sind dahingehend zu prüfen, ob der jeweilige Bewegungsentwurf noch falsch ist oder ob die Grobformen bzw. die Feinformen zu erkennen sind. – Stufe 1, 2 oder 3.

1. Skilanglauf – Armeinsatz parallel

Hüftbreiter Stand, Füße parallel oder leicht nach außen gestellt.

Bewegungsausführung

a) Absenken des Körperschwerpunkts – leichtes, fließendes Nachgeben in den Knien und Wiederaufrichtung in der Vertikalen.

b) Paralleler Armschwung mit Richtungswechsel im Umkehrpunkt – Armpendel.

c) Gesamtbewegung: Der tiefste Punkt der vertikalen Körperbewegung soll zeitgleich mit dem tiefsten Punkt des Armpendels zusammentreffen. Das Armpendel wird durch Abwärts-/Aufwärtsbewegungen des Rumpfs in Schwung gehalten.

Stufe 1	Eingang	Ausgang
Der Bewegungsentwurf ist falsch. Das Verständnis für die Bewegungsaufgabe muss erst präzisiert werden. *Ausführung* • Einsatz Arme/Beine – die rhythmische Bewegung ist nicht erfasst – zufällige Einzelversuche. • Vertikalbewegungen nicht zu erkennen. • Übermäßiger Oberkörpereinsatz aus der Frontalebene heraustretend. • Unregelmäßiger Armeinsatz, z.B. nicht parallel, nicht durchschwingend.	. . . .	. . . .

Stufe 2	Eingang	Ausgang
Der Bewegungsablauf ist noch ungenau, die Grobform zu erkennen. **Ausführung** • Synchroner Einsatz Arme/Beine – die rhythmische Gliederung der Bewegung ist vage erfasst – kontrollierter Ablauf zu erkennen. • Die Bewegung ist eckig, unausgeglichen, ausfahrend, gehemmt.	. . . .	. . . .

Stufe 3	Eingang	Ausgang
Der Bewegungsablauf ist genau, die Feinform zu erkennen. **Ausführung** • Einzelversuche sind präzise und ähneln einander. • Bewegungsphasen sind flüssig miteinander verbunden. • Eindruck von Sicherheit und Mühelosigkeit.	. . . .	. . . .

Kreuzen Sie nach dem Test das entsprechende Kästchen an.

2. Skilanglauf - Armpendel diagonal

Hüftbreiter Stand, Füße parallel oder leicht nach außen gestellt.

Bewegungsausführung

a) Absenken des Körperschwerpunkts – in den Knien nachgehen – Wiederaufrichtung in der Vertikalen.

b) Gegengleiche Armschwünge mit Richtungswechsel in den Umkehrpunkten – Armpendel.

c) Gesamtbewegung: Der tiefste Punkt der vertikalen Körperbewegung soll zeitgleich mit dem tiefsten Punkt der beiden Armpendel zusammentreffen. Die Armpendel werden durch Abwärts-/Aufwärtsbewegungen des Rumpfs in Schwung gehalten.

Stufe 1	Eingang	Ausgang
Der Bewegungsentwurf ist falsch. Das Verständnis für die Bewegungsaufgabe muss erst präzisiert werden.		
Mögliche Fehler in der Ausführung		
• Einsatz Arme/Beine – die rhythmische Bewegung ist nicht erfasst – zufällige Einzelversuche.	. . . .	. . . .
• Vertikalbewegung ist nicht zu erkennen.	. . . .	. . . .
• Übermäßiger Oberkörpereinsatz aus der Frontalebene heraustretend, eventuell Rotation.	. . . .	. . . .
• Unregelmäßiger Armeinsatz, z.B. nicht durchschwingend.	. . . .	. . . .

●●●●●

Stufe 2	Eingang	Ausgang
Der Bewegungsentwurf ist noch ungenau, die Grobform zu erkennen. **Mögliche Fehler in der Ausführung** • Synchroner Einsatz Arme/Beine – die rhythmische Gliederung der Bewegung ist vage erfasst – kontrollierter Ablauf zu erkennen. • Die Bewegung ist eckig, unausgeglichen, ausfahrend, gehemmt.	....	....

Stufe 3	Eingang	Ausgang
Der Bewegungsentwurf ist genau, die Feinform zu erkennen. **Mögliche Fehler in der Ausführung** • Einzelversuche sind präzise und ähneln einander. • Bewegungsphasen sind flüssig miteinander verbunden. • Eindruck von Sicherheit und Mühelosigkeit.	....	....

Kreuzen Sie nach dem Test das entsprechende Kästchen an.

12 Entspannung durch Körperwahrnehmung

Allgemeines

Stellen Sie sich jetzt einmal folgende Situation vor: Auf der Autobahn herrscht wenig Verkehr und Sie sind völlig entspannt. Plötzlich rast ein Autofahrer aus einer Auffahrt auf Ihre Spur. Sie haben die Situation im Griff, reagieren sofort. Blitzschnell stellt Ihr Körper auf Alarm um und schon wenig später spüren Sie, dass Ihr Herz wild schlägt, Ihre Hände zittern und ein Schwächeanfall sich ankündigt, obwohl der kritische Moment schon längst vorüber ist.

Wegen seiner Pionierarbeit auf diesem Gebiet ist der in Österreich geborene Endokrinologe Dr. Hans SELYE sehr bekannt geworden. Er machte eine Entdeckung, die er als das „allgemeine Anpassungssyndrom" bezeichnet. Es handelt sich um eine bestimmte Entwicklung, die von einer Alarmreaktion über ein Stadium des Widerstands in einen Zustand der Erschöpfung führt.

Nach Dr. SELYE ist Stress nicht etwas, das vermieden werden muss. Im Gegenteil:

Stress ist unvermeidlich!

Jede Anforderung an unseren Körper (z.B. sportliche Aktivitäten, Prüfung, Narkose, Sonne ...) verursacht Stress. Es wird zwischen **Eu-** und **Disstress** unterschieden.

Der *positive Stress*, der **Eustress**, aktiviert die Lebensenergien und ist daher lebenserhaltender Stress. Der *negative Stress*, der **Disstress**, ist dagegen zerstörerischer Stress mit negativen Folgen wie Krankheiten, Verlust von Lebensfreude, Schwächung des Immunsystems ... .

Es ist interessant, dass nicht einmal zwei Menschen gleich auf einen Stressor (Stresserzeuger) reagieren. Es liegt einfach an der Bewältigungsstrategie, die der Mensch im Laufe der Jahre erlernt hat.

Wir sind heute in einem bisher nicht gekannten Maße Neuerungen und Veränderungen ausgesetzt. Weil wir selbst mit dem Tempo der Entwicklung nicht Schritt halten können, wird der **Stress zum Schrittmacher in unserem Leben**, und die meisten von uns spüren am eigenen Körper (z.B. Rückenschmerz), wie schädlich dieser Stress für die Gesundheit ist.

Sport und Entspannung sind keine Gegenpole, sondern sich ergänzende Maßnahmen auf dem Weg zu einem gesünderen und glücklicheren Leben. Ein Mensch lebt nur dann gesund, wenn das Wechselspiel von Spannung und Entspannung befriedigend und ausreichend geschieht.

Gibt es ein einfaches Programm, das alle gesundheitsbewussten Menschen durchführen können? – Ja!
Holen Sie sich ein gebührenfreies Rezept ab, auf dem steht: vollwertige Ernährung, Wasser, Sonnenbäder (10-20 Minuten), Mäßigkeit/Selbstkontrolle, frische Luft, Entspannung, Ruhe und Bewegung inklusive propriozeptivem Training, das Ihren Körper im Gleichgewicht hält.

Wir selbst können viel für eine bessere Gesundheit tun. Indem wir die Stressoren erkennen und entsprechend handeln, bauen wir in einem nicht unerheblichen Maße unseren Stress und die Anspannungen ab.

Positive Effekte des Entspannungstrainings
* Stressreduktion.
* Steigerung der Lebensqualität.
* Verbesserung/Entwicklung des Körpergefühls.
* Verbesserung des psychischen und physischen Wohlfühlbefindens.
* Verbesserung der Konzentration und Leistungsfähigkeit.
* Beschleunigung der Regeneration nach Belastung.
* Erhöhte Zufriedenheit.
* Verringerung von Unruhe, Nervosität.
* Beseitigung muskulärer Verspannungen und Schmerzlinderung.

Während des Entspannungstrainings kommt es zu messbaren Effekten im Körper, wie z.B. Abnahme der Herzfrequenz, Senkung der Atemfrequenz, Vertiefung des Atems, Verringerung der Muskelspannung, Schwere- und Wärmeempfindung in Armen und Beinen sowie Schmerzreduktion.

Um die Entspannung dem Thema – „propriozeptives Training" anzupassen, haben wir uns für aktive Entspannungsmethoden entschieden.

1. „Automassage" mit zwei Tennisbällen
Ausgangsstellung: Rückenlage

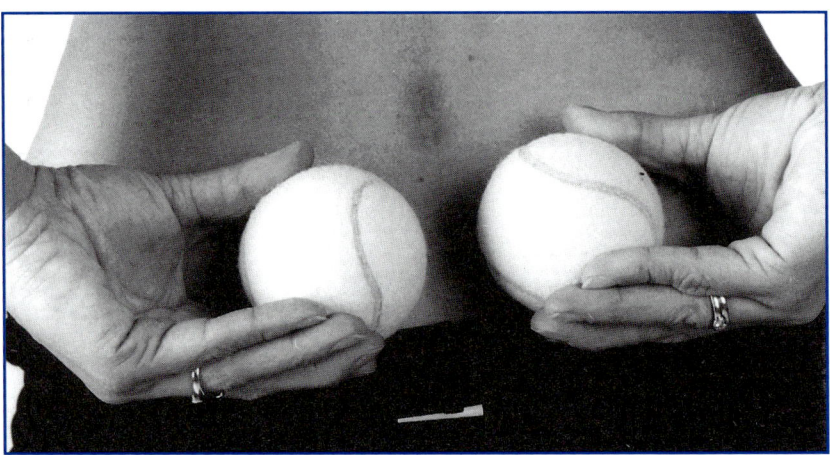

Bild 6: Positionierung des Tennisballs

Legen Sie sich bitte flach auf die Matte und nehmen Sie die Lage Ihrer Lendenwirbelsäule wahr – Spüren Sie Ihr Hohlkreuz? Jetzt positionieren Sie bitte beide Tennisbälle im Beckenbereich (Übergang zur Lendenwirbelsäule, Bild 7). Bleiben Sie einige Minuten liegen und atmen Sie ruhig ein und aus. Mit dem Ausatmen können Sie den unangenehmen Druck wegatmen.

Danach liegen Sie ganz entspannt, „bleischwer", auf den beiden Tennisbällen. Nach einigen Minuten können Sie winzigkleine Bewegungen mehrmals mit dem Becken ausführen. Es können kleine Bewegungen nach rechts, links, vorwärts, rückwärts, diagonal oder Kreise sein.

Zwischendurch machen Sie immer wieder kurze Erholungspausen. Nach ca. 5-15 Minuten und dem Entfernen der Bälle liegt Ihre Lendenwirbelsäule (das „Kreuz") viel flacher als am Anfang der Übung und Ihr gesamter Körper ist viel entspannter. Das Liegen auf Tennisbällen ist für den Rücken sehr wohltuend.

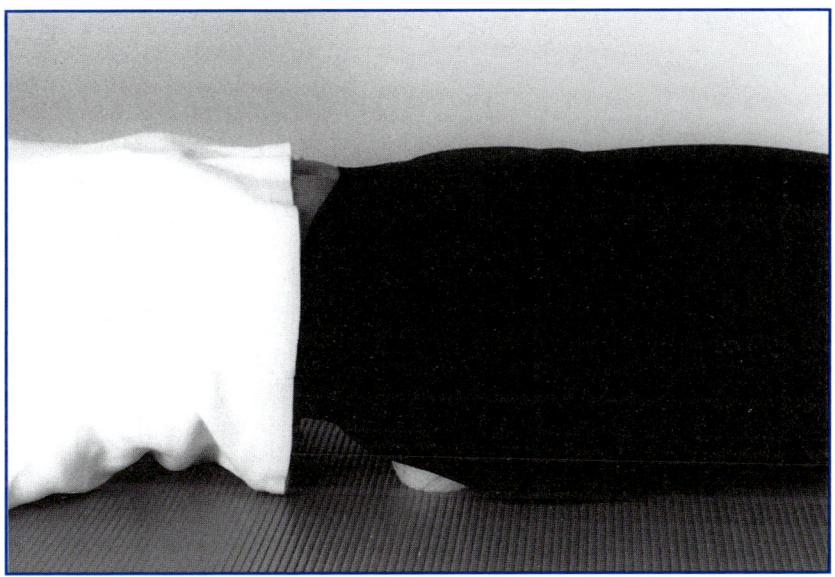

Bild 7: Entspannungspositionierung

2. „Rücken an Rücken" – als Partnerentspannung

Die Partner sitzen Rücken an Rücken, entweder auf Hockern oder auf dem Boden. Die Rücken berühren sich dabei vom Kreuzbein bis zu den Schulterblättern.

Die Aufgaben sind:

- Nachspüren, an welchen Stellen sich die Rücken berühren und an welchen nicht.
- Durch tastende Bewegungen erkunden sich die Rücken.
- Zuerst gemächlich und sanft, dann stärker werdend bis hin zum Rubbeln.
- Zwischendurch die Wärme und den Atem des Partnerrückens wahrnehmen.
- Zum Ende lösen sich die Rücken voneinander, dehnen und räkeln sich.

Variation als Geschichte

- „Zwei befreundete Rücken treffen sich und fangen an, sich behutsam abzutasten".
- „Der eine Rücken beginnt, eine sehr langweilige Geschichte zu erzählen. Die ist so langweilig, dass beide Rücken zu gähnen beginnen."
- „Dem anderen Rücken fällt der neueste Dorfklatsch ein und er erzählt ihn. Die Bewegungen werden etwas lebhafter."
- „Danach erzählen sich die Rücken richtig gute Witze, bis beide Rücken lachen. Die Bewegungen werden noch intensiver."
- „Zum Ende werden beide Rücken wieder ruhig und erholen sich, indem sie der Wärme und dem Atem des eigenen und des Partnerrückens nachspüren."
- „Freundschaftlich trennen sich die Rücken voneinander und räkeln und strecken sich."

3. „Sommergewitter" – als Partnermassage

Der Partner liegt in Bauchlage und seine Arme liegen neben dem Körper. Der Massierende kniet rückengerecht daneben oder sitzt seitlich neben dem Partner.

Der Übungsleiter gibt die Anweisungen in Erzählform an:

- „Die Sonne scheint und du spürst die wärmenden Strahlen auf deinem Rücken."
  Mit den Handflächen wird der Rücken des Partners ausgestrichen.
- „Es ziehen kleine, dunkle Wolken auf."
  Mit den Handballen kreisende Streichungen ausführen.
- „Es beginnt, mit einzelnen Tropfen zu regnen, stärker werdend, bis der Regen richtig prasselt."
  Zuerst mit den Fingerkuppen vereinzelt tröpfelnde Bewegungen über den ganzen Rücken ausführen. Die Bewegungen werden kräftiger, locker aus dem Handgelenk, bis zu Klopfungen mit leicht geballten Fäusten.
- „Langsam lässt der Regen nach und die Sonne schiebt sich wieder durch die Wolken."
  Die Klopfungen werden leichter und gehen in ein Ausstreichen über, Nacken, Rücken, Gesäß.
- „Ein leichter Sommerwind bringt deinen Körper zum Schaukeln."

Eine Hand liegt unterhalb des Nackens, die andere auf dem Kreuzbein und bewegt den Körper in einem gleichmäßigen Rhythmus hin und her. Nach ca. zwei Minuten entferne deine Hände und dein Partner darf noch eine Weile ruhen.

4. „Spannungen ausstreichen" – als Partnerentspannung

Die Partner stehen oder sitzen hintereinander. Der Aktive steht hinten und der Partner schließt die Augen. Die Streichungen werden langsam durchgeführt, dabei umschließen die Hände den jeweiligen Körperteil. 3-4 Wiederholungen.

- Die Hände reiben, bis sie warm sind und dem Partner auf die Schultern legen und lösen.
- Der Streichende stellt sich rechts seitlich neben seinen Partner und umschließt das Schultergelenk mit seinen Händen. Streicht über das Schultergelenk, den Arm abwärts bis über die Hände und Fingerspitzen.
- Dann folgt der linke Arm.
- Dann neben das rechte Bein knien, die Hände umfassen den Oberschenkel und streichen das Bein entlang nach unten bis über die Zehen.
- Dann folgt das linke Bein.
- Die Hände werden rechts und links neben die Halswirbelsäule gelegt und streichen über den Nacken, die Vorderseite der Schultern, die Innenseite beider Arme und Hände. Auf der Rückseite der Arme streicht man aufwärts bis zum Nacken zurück.
- Nach einer kleinen Weile gibt es einen stimulierenden Klaps auf den unteren Rücken.
- Dann schüttelt der Streichende seine Hände aus, um die Fremdenergien abzuschütteln.

13 Literaturhinweise

BADER-JOHANSSON, C.: Motorik und Interaktion. Stuttgart, New York 2000.

BIELEFELD, J.: Körpererfahrung 2. Auflage. Göttingen, Toronto, Zürich 1991.

CARRIÈRE, B.: Der große Ball in der Physiotherapie. Berlin, Heidelberg, New York 1999.

COTTA, H./HEIPERTZ, W./HÜTER-BECKER, A./ROMPE, G.: Krankengymnastik Band 4. Stuttgart, New York 1990.

EISINGBACH, T./ KLÜMPER, A./ BIEDERMANN, L.: Sportphysiotherapie und Rehabilitation. Stuttgart, New York 1992.

FLUEGELMAN, A.: Die neuen Spiele Band 1. und 2. San Francisco 1991.

FREEMAN, M.A./WYKE, B.: The Innervation of the Knee Joint: An Anatomical and Histologocal Study In: Cat. J. Anat. 101, 1967.

FREIWALD J.: Propriozeptives Training, PMT – Seminarbuch. Frankfurt am Main 1996.

FRISCH, H.: Programmierte Therapie am Bewegungsapparat – Chirotherapie. Berlin, Heidelberg, New York 1996.

GEIGER, L.: Gesundheitstraining: München, Wien, Zürich 1999.

HÜTER-BECKER, A./SCHEWE, H./HEIPERTZ, H.: Physiotherapie Lehrbuchreihe. Band 2. Physiologie, Trainingslehre. Stuttgart, New York 1996.

JASCHINIOK, Ch.: DTB-Forum 50 Plus: Attraktive Angebote für Ältere „Mit mir im Einklang", Deutscher Turner-Bund. Frankfurt am Main 1996.

KREMPEL, O.: B.CO – The Body-Intelligence Concept. Seminarunterlagen vom Frankfurter Gesundheits- und Aerobickongress. Frankfurt am Main 2000.

LIPPERT, H.: Anatomie – Text und Atlas. München, Wien, Baltimore 1983.

MEINEL, K./SCHNABEL, G.: Bewegungslehre – Sportmotorik. Berlin,1987.

MOMMERT-JAUCH, P.: Körperwahrnehmung und Schmerzbewältigung im Alltag. Berlin, Heidelberg, New York 2000.

MOMMERT-JAUCH, P.: Propriozeption. In: Ü-Magazin für Übungsleiterinnen und Übungsleiter, Heft 02. Aachen 2001.

PAUL, G./SCHUBA, V.: Aktiv kontra Osteoporose. Aachen 1998.

PSCHYREMBEL – Klinisches Wörterbuch. Berlin, New York 1986. 255. Auflage.

RAUBER/KOPSCH/ LEONHARDT, H./TÖNDURY, G./ZILLES, K.: Anatomie des Menschen, Band 3 – Nervensystem, Sinnesorgane. Stuttgart, New York 1987.

ROHEN, J.W.: Funktionelle Anatomie. 5. Auflage. Stuttgart, New York 1994.

SCHMIDT, R./THEWS, G.: Physiologie des Menschen. Berlin, Heidelberg, New York 1990.

SCHNABEL, G./HARRE, D./ BORDE, A.: Trainingswissenschaft – Leistung – Training – Wettkampf. Berlin 1997.

SCHALLER, H.-J./WERNZ, P.: Bewegungskoordination – Erhaltung und Förderung in der Lebensmitte. Aachen 2000.

SELYE, H.: Stress – Bewältigung und Lebensgewinn. München, Zürich 1974.

SPRING, H./DVORAK, J./DVORAK, V./SCHNEIDER, W./TRITSCHLER, T./ VILLINGER, B.: Theorie und Praxis der Trainingstherapie. Stuttgart, New York 1997.

REINHARDT, B.: Die große Rückenschule. Nürnberg 1993.

TREPEL, M.: Neuroanatomie – Struktur und Funktion, 2 Auflage. München, Stuttgart, Jena, Lübeck, Ulm 1999.

WERLE, J.: Osteoporose und Bewegung. Berlin, Heidelberg, New York 1995.

ZICHNER, L./ENGELHARDT, M./FREIWALD, J.: Die Muskulatur. Wehr 1994.

14 Sachregister

Adaptieren	–	sich anpassen
afferent	–	dabei werden Informationen von einem Rezeptor zum zentralen Nervensystem geleitet
Afferente Bahnen	–	zum Gehirn oder im Gehirn nach frontal führende Bahnen des ZNS
Antagonisten	–	Muskeln, die den agierenden Synergisten entgegenwirken und die Bewegung bremsen
Antizipation	–	Vorwegnahme, ursprüngliche Vorstellung
Cerebellium	–	Kleinhirnrinde, ca. 1 mm dick, grau, überwiegend aus Nervenzellen bestehend
Differenzieren	–	unterscheiden
distal	–	weiter vom Rumpf entfernte Körperteile
Efferent	–	dabei werden die „Impulse" vom zentralen Nervensystem in die Peripherie übermittelt
Ektomie	–	Herausschneiden, totale Entfernung eines Organs
Faszie	–	wenig dehnbare, aus gekreuzt verlaufenden, kollagenen Fasern und elastischen Netzen aufgebaute Hülle einzelner Muskeln oder Muskelgruppen
Faszikulus	–	Nerven- oder Muskelbündel
Formatio reticularis	–	vom verlängerten Mark bis ins Zwischenhirn reichendes System verlaufender markhaltiger Fasern. Durch direkte und indirekte Reizübertragungen bis hinauf ins Mittel- und Zwischenhirn sowie abwärts bis zu den motorischen Vorderhornzellen des Rückenmarks ermöglicht das System die Vermittlung lebenswichtiger reflektorischer Erregungen, die Steuerung vegetativer Funktionen, die Koordination von Reflexen

zu Bewegungsabläufen und die Verarbeitung afferenter Erregungen im Sinne unspezifischer Informationen für die Großhirnrinde.

Großhirnrinde – Großhirnrinde, graue nervenzellhaltige Substanz, besteht meinst aus sechs Zellschichten

Homonym – gleichnamig, entsprechend

Hypothalamus – Teil des Zwischenhirns. Im HT finden sich dem vegetativen Nervensystem übergeordnete Zentren, welche die wichtigsten Regulationsvorgänge des Organismus zusammenfassend leiten, z.B. Wärmeregulation, Wach- und Schlafmechanismus, Blutdruck- und Atmungsregulation ...

Inhibition – Hemmung
Innervation – Nervenversorgung
intermuskuläre – Zusammenspiel motorischer Einheiten verschiedener Muskeln
Koordination
Interneurone – kurze Nerven im ZNS, die meist die graue Substanz nicht verlassen. Sie dienen der Erregungssteuerung und Informationsverarbeitung, indem sie lange Nervenbahnen hemmend oder bahnend miteinander verknüpfen.

intramuskuläre – Zusammenspiel zwischen den Muskelzellen verschiedener motorischer Einheiten in einem Muskel
Koordination

Kinästhesie – Bewegungsempfindung, Bewegungsgefühl, Empfindung für Muskeln, Sehnen und Gelenke, Qualität der Tiefensensibilität
kinästhetisch – bewegungsempfindlich
Kortex – Rinde/Schale,
kortikal – von der Gehirnrinde ausgehend, in der Gehirnrinde sitzend

Meniskus	–	scheiben- oder ringförmiger Zwischenknorpel aus Faserknorpel, z.B. im Kniegelenk
Medulla oblongata	–	verlängertes Mark, unterer Abschnitt des Rhombenzephalons. Enthält lebenswichtige Zentren, auf- und absteigende Projektionssysteme der Groß- und Kleinhirnrinde, Hirnnervenkerne.
Neuron	–	die Nervenzelle mit allen ihren Fortsätzen (Neurit, Dendriten, Kollateralen, Telodendron). Die Verknüpfung der Neurone untereinander und mit den Erfolgsorganen erfolgt durch Synapsen.
Peripher	–	außen, am Rande, weg oder fern vom Zentrum
proprio	–	eigen
Propriozeption	–	(Tiefensensibilität) dient der Orientierung des Körpers im Raum durch Wahrnehmung über Stellung und Bewegung unserer Gelenke
Propriorezeptoren (syn. Propriozeptoren)	–	Rezeptoren bei propriozeptiven Reflexen
proximal	–	in der Nähe, rumpfwärts gelegener Teil einer Extremität
Reflex	–	physiologische, unwillkürlich und regelhaft ablaufende Vorgänge (z.B. Muskelkontraktur oder Drüsensekretion – Schweißbildung) als Antwort auf einen Reiz
Rezeptor	–	ein Fühle, der an der Regelstrecke die Regelgröße misst. Das erste Neuron der afferenten Leitung ist Rezeptorneuron, wenn sein peripheres Axon frei im Bindegewebe, Epithelgewebe oder Muskelgewebe endigt. Das Axonende, die „freie Nervenendigung" selbst, ist Rezeptorstruktur (Rezeptor). Am Beispiel des Kühlschranks ist es das Thermometer, das im Kühlfach die jeweilige Temperatur misst.

Sensomotorik	–	Zusammenwirken von Sinneswahrnehmungen und Bewegungen
Sensor	–	Zelle (oder Membranabschnitt einer Zelle), die für die Transduktion von Reizen in nervöse Erregung verantwortlich ist. Sensoren sind oft die peripheren Axon- oder Dendritenendigungen afferenter Nervenfasern.
Synapse	–	(gr. Synhapsis – Verknüpfung), Umschaltstelle für die diskontinuierliche Erregungsübertragung von einem Neuron auf ein zweites oder von einem Neuron auf das Erfolgsorgan. Für die Übertragung sind chemische Wirkstoffe notwendig, die als Neurotransmitter (Acetylcholin, Noradrenalin) bezeichnet werden.
Synergisten	–	Muskeln, die die gleiche Arbeit verrichten
Synovia	–	Gelenkschmiere
Taktil	–	das Tasten, die Berührung betreffend
Thalamus	–	Sehhügel, große, paarige, knotenförmige Anhäufung von Nervenzellen im Stammhirn. Eine Umschaltstation für die aus der Peripherie einströmenden Erregungen, die über den Thalamus zur Hirnrinde weitergeleitet werden.
Transduktion	–	Übersetzung
Vestibularorgan	–	Gleichgewichtsorgan
Zentralnervensystem (ZNS)	–	Gehirn und Rückenmark

15 Sachverzeichnis

Bildnachweis

Titelfotos:	Anne Schelhaes, Maintal-Dörnigheim
Umschlaggestaltung:	Birgit Engelen, Stolberg
Fotos:	Anne Schelhaes, Maintal-Dörnigheim
Grafiken:	Gregor Krakowiak, Bad Soden-Salmünster

Zeitschriften des DTB

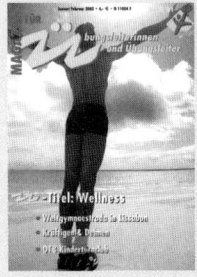

w ist die anspruchsvolle, attraktive Fachzeitschrift des Deutschen Turner-Bundes für engagierte Übungsleiterinnen, Turnerinnen, Freizeit- und Breitensportlerinnen.

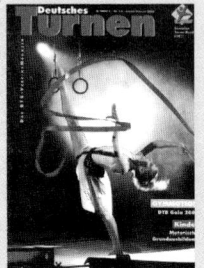

Deutsches Turnen ist die Verbandszeitschrift des Deutschen Turner-Bundes (DTB). Sie befasst sich mit den Inhalten der Verbandsarbeit des Deutschen Turner-Bundes und seiner Mitglieder und ist das „amtliche Organ" des DTB.

Was bietet *w* ?

- Praxisorientierte Beiträge zum Freizeit- und Gesundheitssport
- Anregungen für die Übungsstunden mit Kindern, Älteren usw.
- Neuigkeiten über die fachliche Arbeit des Deutschen Turner-Bundes
- Berichte über Aktivitäten im Verein
- Preiswerte Fortbildungsmöglichkeiten für alle Übungsleiterinnen

Im Jahresabonnement beziehen Sie sechs Ausgaben zum Preis von € 21,00/SFr 35,50 inkl. Versand, Einzelhefte kosten € 4,00/SFr 7,20.

Was bietet **Deutsches Turnen**?

- Darstellung der Verbandsaktivitäten aus den Bereichen Verbandsführung, Sport, Allgemeines Turnen, Jugend
- Programmatische Themen zur Verbandspolitik des DTB und der Deutschen Turner-Jugend
- Forum für sport- und gesellschaftspolitische Themen
- Forum für Aktivitäten aus den Landesturnverbänden und Turnkreisen
- Präsentation von Projekten mit Partnern des DTB
- Vereinsservice

Im Jahresabonnement beziehen Sie zwölf Ausgaben zum Preis von € 34,00/SFr 56,40 inkl. Versand, Einzelhefte kosten € 3,50/SFr 6,30.

Wo Sport Spaß macht

**Wo Sport Spaß ma.
DTB ☰**

Zur DTB-Schriftenreihe „Wo Sport Spaß macht"

Seit Anfang 1996 gibt der Deutsche Turner-Bund im **Meyer & Meyer Verlag** die Schriftenreihe „**Wo Sport Spaß macht**" heraus. Das Motto ist gleichzeitig Programm, denn allen Büchern dieser Reihe ist gemeinsam, dass sie aktuelle Trends und bewährte Angebote unter neuesten wissenschaftlichen Erkenntnissen „rüberbringen" sollen. Etwa sechs neue Titel erscheinen jährlich in der Schriftenreihe. Kompetent und praxisnah werden die aktuellen Trends und Entwicklungen im Sport für die Vereinspraxis aufbereitet. Die Themenpalette reicht vom Kinderturnen und Gerätturnen über alle Formen von Gymnastik und Aerobic sowie Fitness- und Gesundheitssport für jede Altersstufe bis hin zum Sport mit Älteren „50 plus".

Mit der Schriftenreihe „Wo Sport Spaß macht" bietet der DTB als Verband für Turnen und Gymnastik einen weiteren Baustein seiner Dienstleistung für Übungsleiterinnen und Übungsleiter in Vereinen. Die Schriftenreihe stellt eine sinnvolle Ergänzung des bundesweit flächendeckenden Aus- und Fortbildungssystems im DTB und seinen Landesturnverbänden dar.

Weitere Informationen zum aktuellen Programm der Aus- und Fortbildung sind zu erfragen beim zuständigen Landesturnverband sowie zentral in der DTB-Geschäftsstelle, Otto-Fleck-Schneise 8 in 60528 Frankfurt/Main (Tel. 0 69 - 6 78 01 - 0, Fax 0 69 - 6 78 01 - 179).

Der DTB bietet darüber hinaus weitere Materialien zum Turnen, zur Gymnastik und zum Aerobic an: Musikkassetten und -CDs, Handbücher, Kleingeräte, Sportbekleidung u.v.m.

Fordern Sie unverbindlich den aktuellen Katalog an bei:

DTB Shop
Otto-Fleck-Schneise 10a
60528 Frankfurt/Main
Tel. 0 69 - 67 80 11 38, Fax 0 69 - 67 2812

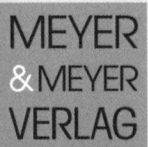

MEYER & MEYER Verlag | Von-Coels-Straße 390 | D-52080 Aachen | Fax + + 49 (0)2 41 - 9 58 10 -10

Wo Sport Spaß macht

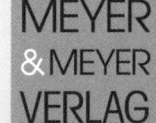

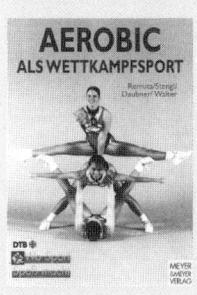

Andrea Remuta/Barbara Stengl/
Janka Daubner/Petra Walter
Aerobic als Wettkampfsport

ISBN 3-89124-582-3
€ 16,90/SFr 29,00

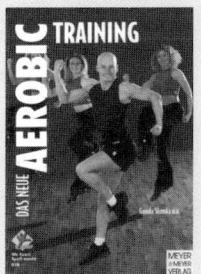

GundaSlomka u.a.
Das neue Aerobic-Training

ISBN 3-89124-839-3
€ 18,90/SFr 32,10

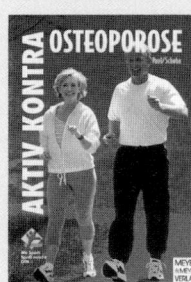

Gudrun Paul/Violetta Schuba
Aktiv kontra Osteoporose

2. Auflage
ISBN 3-89124-816-4
€ 14,90 | SFr 25,80

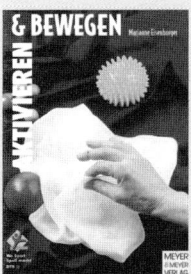

Marianne Eisenburger
Aktivieren und Bewegen
von älteren Menschen

2., überarb. Aufl.
ISBN 3-89124-885-7
€ 14,90/SFr 25,80

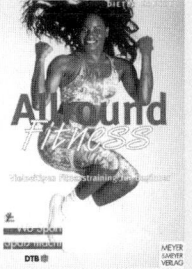

Dieter Koschel
Allround Fitness
Vielseitiges Fitnesstraining
für Beginner

ISBN 3-89124-417-7
€ 14,90/SFr 25,80

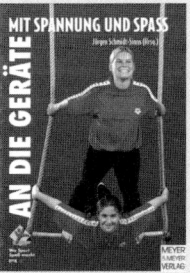

Jürgen Schmidt-Sinns (Hrsg.)
An die Geräte
Mit Spannung und Spaß

ISBN 3-89124-786-9
€ 18,90/SFr 32,10

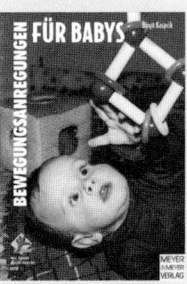

Birgit Kasprik
Bewegungsanregungen
für Babys

ISBN 3-89124-860-1
€ 14,90/SFr 25,80

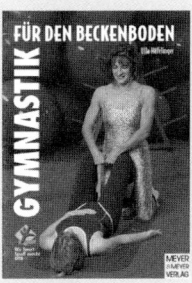

Ulla Häfelinger
Gymnastik für
den Beckenboden

2. Auflage
ISBN 3-89124-810-5
€ 16,90/SFr 29,00

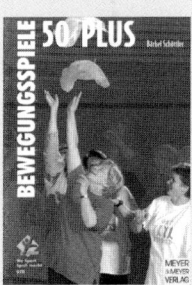

Bärbel Schöttler
Bewegungsspiele 50 PLUS

2. überarb. Aufl.
ISBN 3-89124-894-6
€ 16,90/SFr 29,00

MEYER
& MEYER
VERLAG

MEYER & MEYER Verlag | Von-Coels-Straße 390 | D-52080 Aachen | Fax ++49 (0)2 41-9 58 10-10

Wo Sport Spaß macht

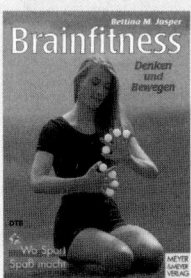

Bettina M. Jasper
Brainfitness
Denken und Bewegen

ISBN 3-89124-458-4
€ 16,90/SFr 29,00

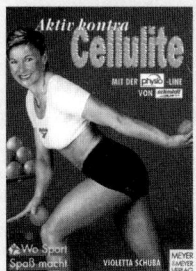

Violetta Schuba
Aktiv kontra Cellulite

ISBN 3-89124-539-4
€ 16,90/SFr 29,00

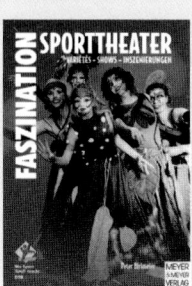

Peter Birlmeier
Faszination Sporttheater
Variétés – Shows –
Inszenierungen

ISBN 3-89124-859-8
€ 14,90/SFr 25,80

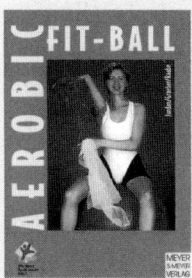

Alexander Jordan/Ines Graeber/
Sylvia Schmidt
Fit-Ball Aerobic

2. Auflage
ISBN 3-89124-675-7
€ 16,90/SFr 29,00

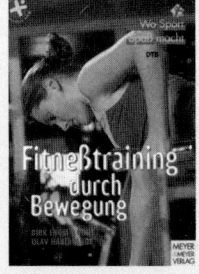

Dirk Engel-Korus/
Olav Haberlandt
Fitneßtraining durch Bewegung

ISBN 3-89124-384-7
€ 16,90/SFr 29,00

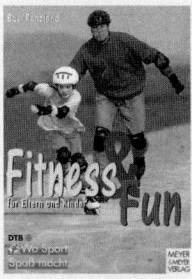

Klaus Bös/Jürgen Renzland
Fitness und Fun
für Eltern und Kinder

ISBN 3-89124-496-7
€ 16,90/SFr 29,00

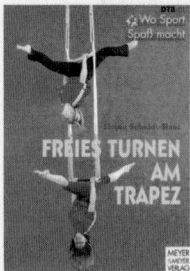

Jürgen Schmidt-Sinns
Freies Turnen am Trapez

ISBN 3-89124-596-3
€ 16,90/SFr 29,00

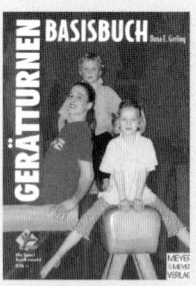

Ilona E. Gerling
Basisbuch Gerätturnen

3. überarb. Auflage
ISBN 3-89124-887-3
€ 16,90/SFr 29,00

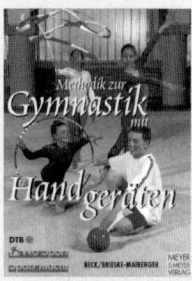

Petra Beck/
Silvia Brieske-Maiberger
**Methodik zur Gymnastik
mit Handgeräten**

ISBN 3-89124-526-2
€ 16,90/SFr 29,00

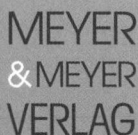

MEYER & MEYER VERLAG

MEYER & MEYER Verlag | Von-Coels-Straße 390 | D-52080 Aachen | Fax + +49 (0)2 41- 9 58 10-10

Wo Sport Spaß macht

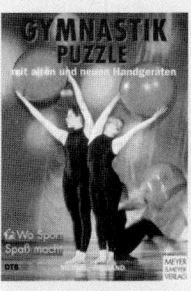

Waltraud Meusel/
Christine Wiegand
Gymnastik-Puzzle
mit alten und neuen Handgeräten

ISBN 3-89124-502-5
€ 16,90/SFr 29,00

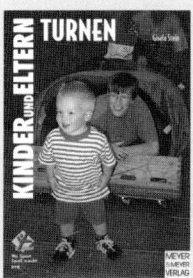

Gisela Stein
Kinder und Eltern turnen

4., überarb. Auflage
ISBN 3-89124-897-0
€ 16,90/SFr 29,00

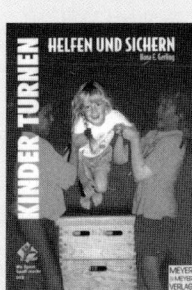

Ilona E. Gerling
Kinder turnen
Helfen und Sichern

2. Auflage
ISBN 3-89124-808-3
€ 16,90/SFr 29,00

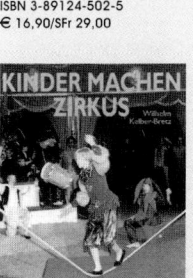

Wilhelm Kelber-Bretz
Kinder machen Zirkus

ISBN 3-89124-594-7
€ 16,90/SFr 29,00

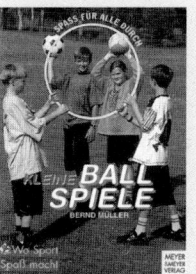

Band 1
Bernd Müller
**Spaß für alle
durch Kleine Ballspiele**

ISBN 3-89124-486-X
€ 16,90/SFr 29,00

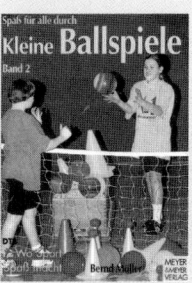

Band 2
Bernd Müller
**Spaß für alle
durch Kleine Ballspiele**

ISBN 3-89124-487-8
€ 16,90/SFr 29,00

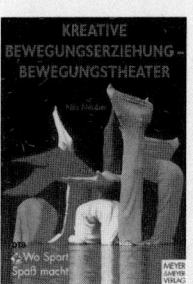

Nils Neuber
**Kreative Bewegungserziehung –
Bewegungstheater**

ISBN 3-89124-595-5
€ 16,90/SFr 29,00

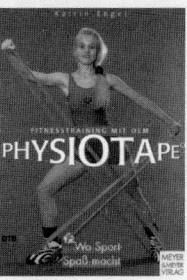

Katrin Engel
**Fitnesstraining mit dem
Physiotape®**

2. Auflage
ISBN 3-89124-457-6
€ 14,90/SFr 25,80

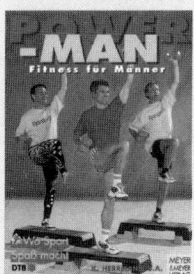

Klaus Herrmann u.a.
Power-Man
Fitness für Männer

ISBN 3-89124-520-3
€ 14,90/SFr 25,80

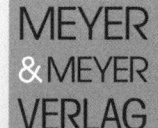

MEYER & MEYER Verlag | Von-Coels-Straße 390 | D-52080 Aachen | Fax + +49 (0)2 41- 9 58 10-10

Wo Sport Spaß macht

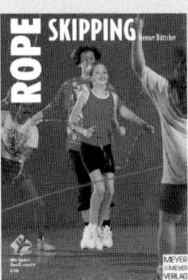

Henner Böttcher
Rope Skipping

4., überarb. Auflage
ISBN 3-89124-917-9
€ 14,90/SFr 25,80

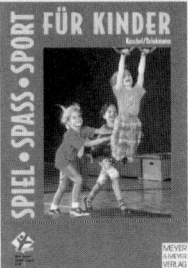

Ulrich Brinkmann/Dieter Koschel
Spiel – Spaß – Sport für Kinder

2. Auflage
ISBN 3-89124-416-9
€ 14,90/SFr 25,80

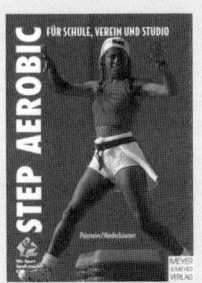

Iris Pahmeier/Corinna Niederbäumer
Step-Aerobic
Für Schule, Verein und Studio

5. Auflage
ISBN 3-89124-798-2
€ 16,90/SFr 29,00

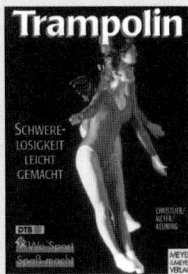

Dorotheé Christlieb/
Marcel Meyer/Nicola Keuning
**Trampolin – Schwerelosigkeit
leicht gemacht**

ISBN 3-89124-510-6
€ 16,90/SFr 29,00

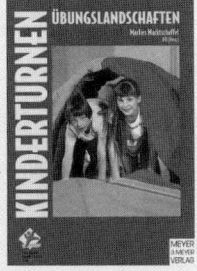

Marlies Marktscheffel/DTJ (Hrsg.)
**Übungslandschaften
im Kinderturnen**

ISBN 3-89124-658-7
€ 16,90/SFr 29,00

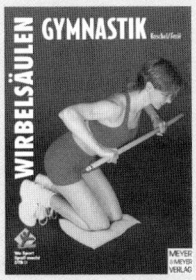

Dieter Koschel/Corinne Ferlé
**Vorbeugende
Wirbelsäulengymnastik**

3. Auflage
ISBN 3-89124-890-3
€ 14,90/SFr 25,80

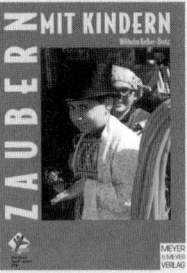

Wilhelm Kelber-Bretz
Zaubern mit Kindern

ISBN 3-89124-657-9
€ 16,90/SFr 29,00

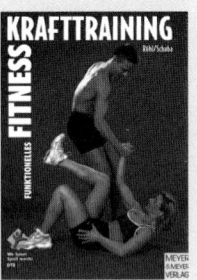

Jörn Rühl/Violetta Schuba
**Funktionelles
Fitnesskrafttraining**

ISBN 3-89124-938-1
€ 16,90/SFr 29,00

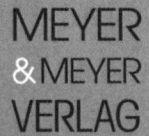

MEYER & MEYER VERLAG

MEYER & MEYER Verlag | Von-Coels-Straße 390 | D-52080 Aachen | Fax + +49 (0)2 41- 9 58 10-10

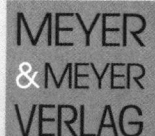